R E B E C C A   S O L A N O

Transfórmate
y vive en equilibrio

PRÓLOGO
CÉSAR LOZANO

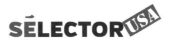

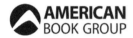

Transfórmate y vive en equilibrio

© Rebeca Eugenia Solano de Hoyos

© Verónica Santos, diseño de portada
© Foto de portada: Vanesa Muñoz

AMERICAN BOOK GROUP

Tel: (305) 285.0552
sales@americanbookgroup.com
www.americanbookgroup.com

SÉLECTOR USA

D.R. © Selector S.A. de C.V.
Doctor Erazo 120, Col. Doctores,
C.P. 06720, México D.F.

www.selector.com.mx
www.latinoslectores.com

ISBN: 978-168-1-65505-5
ISBN: 978-168-1-65524-6 (eBook)

Library of Congress Control Number: 2017930778
© 2017 Versión USA

*Este libro está dedicado
a mi Padre Dios, a mi hijos, Rafael y Federica,
y a mis familiares y amigos
que han pasado por momentos difíciles
debido a alguna enfermedad.*
¡Los amo!

Gracias

Rafael, Federica y Federico Bausone, Rebecca de Hoyos, Gerardo Solano, Elsa Peña, Francis Santos, René Marcos, Alejandro Carlín, Leo Cantú, Álvaro Martins, Adriana Elizondo, Mane Garza B., Patricia Gorena, Mayra Saucedo, Manuel Camelo, Roy Essakow, César Garza, Maribel Pérez, Cecilia Saldanha da Gama, Víctor Canavati, Maye Quintanilla, Lucca Picasso, Roberto González A., Diego Di Marco, Lalita Salas, César Lozano, Miguel Bautista, Dieter Lenoir, Marcela Merino, Martha Herrera, Yolanda Esposito, Mark Foxley, Annuska Angulo, Horacio González, Evaristo Pérez, Carola y Fernando Pérez, Edgardo Reséndiz, Janett Schwartz, Emma Toledo, Maxia Luna, Humberto Treviño, Norma Treviño, Constanza Sandoval, Marucha Patrón, Eduardo Kleen, Lina Holtzman, Gina Pineda, Gina Lucio, Mariana Aguilar, Andrés Olivarreta, Vanesa Muñoz, Manuel Acevedo, Jesús Horacio González, Katiana Treviño, Celina Garza, Eddy Warman, Clarita Betancur, Manolo Gándara, Juan Manuel Peláez, Mariana Yazbek, Alejandro Pujol, Gloria González, Amanda Cantú, Lola Gómez, Flor Plata, Paco Larios, Jakie Hernandez, Ale Araiza, Nancy y Ari Fascovich, Marilú Brunel, Eugenio Azcárraga, Rafael Santos, Ana Lydia Montoya, Javier Labrada, Adela Micha, Yolanda Andrade, Gloria Calzada, Isabel Lascurain, Leo Cantú, Emilio Azcárraga Jean, José Bastón Patiño, Bernardo Gómez Martínez, Bruce Boren, Manuel Blanco, Michel Bauer,

Memo Román, Esperanza Garay, Vanesa Sánchez, Yucita Furlong, Víctor Moreno, Dinorah Escudero, Silvia Galván, Manuel Sanmiguel, Albano Flores, Alejandro Martínez, Pablo Zorrilla, Miguel Zapata, Jaime Rodríguez, Víctor Elizondo, Jaime Salcedo, Héctor Ramírez, Ramón Alberto Garza, Cristina Canales, Polo Garza, Elizabeth Figueroa, Lynn Leclerc, Verónica Arrioja, Pepe Bazbaz, Marcela Garza, Marcela Toscano, Lupe Latapí, Maye Garza, Irasema Zambrano, Olga Zambrano, Myrna González, Gaby de la Rosa, Juan Murillo Gómez Cuétara, Lupita Rubio, Marisa Fernández, Aída Real, Denise y Susana Delait, Diana López, Vanessa Infante, Otto Zani, Yadira Elizondo, Ysabel y Carlos Segarra.

Irma del Peral, Gabriel Sánchez y Gary Young.

Gabriela González, hermana de mi corazón, gracias por prestarme el mejor lugar del mundo para iniciar a escribir este libro, fue mágico estar ahí. Rodo Escalante, gracias por ayudarme a estar en mi centro durante este proceso con nuestras meditaciones al amanecer.

A mi diseñadora, Vero Santos y a mi editora, Gaby Pardo (mi amiga y cómplice en mis sueños y realidades editoriales), infinitas gracias por todo el tiempo, paciencia, risas y amor a este proyecto. A mis queridos editores Daniel Araico y Alicia Romero ¡gracias!

LOTS
— of —
LOVE

Contenido

Prólogo
César Lozano

No cabe duda: somos arquitectos de nuestro propio destino. Todos los días tomamos decisiones variadas y son precisamente éstas las que marcan nuestro destino. Hay quienes por comodidad, desidia o miedo, pero sobre todo por falta de conocimiento prefieren que otros tomen decisiones por ellos.

El conocimiento siempre da seguridad, misma que me ha dado leer de inicio a fin el maravilloso libro que hoy tienes en tus manos y que, estoy plenamente convencido, te ayudará a vivir una verdadera transformación.

De una manera práctica, amena, sin tecnicismos rebuscados que dificultan el entendimiento, mi querida y admirada Rebecca Solano te presenta los múltiples caminos que puedes seguir para fomentar y mantener hábitos favorables y constantes que te ayuden a mejorar tu salud física y emocional, apoyada por expertos de primer nivel con amplia experiencia en los diferentes ámbitos de la salud y la imagen integral.

Tristemente, México ostenta el nada honorable primer lugar mundial en obesidad, y ahora más que nunca tenemos que redoblar esfuerzos por comer de manera saludable, con porciones adecuadas, y evitar que nuestros hijos sufran las consecuencias que conllevan el sobrepeso y la obesidad, como lo son la hipertensión, la diabetes y los diversos trastornos metabólicos que disminuyen la calidad y el promedio de vida de cada uno de nosotros y los seres que amamos.

En este libro encontrarás los diferentes caminos que puedes seguir para comer saludablemente y revertir de alguna forma los efectos de tan grave problema.

Es imposible negar la influencia que tiene nuestra propia imagen en las relaciones personales, sociales y laborales, ya que nunca habíamos estado tan influidos por los múltiples mensajes que diario recibimos en medios de comunicación para convencernos de que *tener* siempre será la mejor opción para la tan buscada felicidad, vemos una y otra vez a hombres y mujeres con cuerpos esculturales sonriendo, expresando lo felices que son por obtener determinado producto. Nunca antes había tenido tanto impacto la frase que dice "como te ven te tratan", que tristemente se aplica de forma indiscriminada y que daña la autoestima y el desarrollo de quienes por múltiples razones no tienen el peso ideal y desearían inmensamente verse y sentirse mejor.

En esta obra encontrarás que el problema del sobrepeso es multifactorial, y requiere por lo tanto conocer la gama de posibilidades para lograr una verdadera transformación que te ayude a sentirte mejor contigo mismo. De manera práctica identificarás los diferentes trastornos alimentarios que pueden suscitarse por esa urgencia de querer cambiar significativamente, y cómo detectarlos en las personas que nos rodean.

Después de leer el libro, me queda claro que para lograr nuestros sueños siempre será necesario sanar las heridas que traemos desde mucho tiempo atrás, provocadas directa o indirectamente por los seres que tuvieron una influencia significativa en nuestras vidas. El texto nos invita a participar en el maravilloso proceso del perdón con sus múltiples beneficios para la salud física y emocional, así como también a reservarnos el derecho de admisión de los pensamientos derrotistas y destructivos que constantemente tenemos, todo a través de diferentes métodos prácticos relacionados con la actitud positiva, la meditación, la oración, el agradecimiento constante y la contemplación, entre muchos otros.

Qué sensación tan agradable tendrás al leer este libro, al constatar la gran variedad de opciones que tienes para desintoxicar tu cuerpo, la importancia de hidratarlo correctamente y la gran gama de verduras, aceites y semillas que son de gran beneficio para tu salud.

Rebecca nos presenta casos de seres humanos cuyas vidas han sido tocadas favorablemente gracias a su exitoso programa de televisión nacional *TransformaT*, y dichos testimonios aderezan el texto para movernos a la acción y constatar que los sueños se pueden cumplir a base de esfuerzo y dedicación.

Gracias, Rebecca Solano, por esta excelente recopilación de información basada en la experiencia que a lo largo de tu exitosa trayectoria has podido obtener, y que ahora compartes con quienes queremos mejorar nuestras vidas de una manera inteligente. Por supuesto que todo comienza con el deseo de cambiar.

Te invito a ser parte del maravilloso movimiento que Rebecca inicia para transformarte y sientas el maravilloso placer del cambio saludable en tu vida.

¡BENDICIONES SIEMPRE!

Hola. ¿Sabes? Dicen que todo tiene un por qué y un para qué, y tú eres ambas cosas en mi vida. Tengo 33 años y gracias a la televisión te conocí por Vive en equilibrio, agradezco a Dios por poner en nuestro camino a personas como tú, que nos enseñan a cuidar y amar nuestro cuerpo por esa constancia que tienes en dar a conocer lo malo de varios alimentos. Cuesta mucho trabajo dejar años de alimentación basura, pero una vez que conoces los beneficios no lo dejas ir, así que Dios y el Universo te dupliquen todas y cada una de las cosas buenas que haces. Gracias

Susan Ramírez

Introducción
Mi corazón está gozoso

Rebecca Solano

Gracias a mi querido amigo César Lozano por sus palabras. ¡Te quiero, César!

Toda mi vida he puesto en papel o en computadora lo que siento, lo que pienso, mis sueños y deseos sólo para mí. Ahora gracias a ti, a mis maestros, a mis seguidores, a mis amigos y a mi hermosa familia —a quienes dedico estas páginas—, que me han inspirado y motivado, estoy compartiendo lo que he comprobado que funciona, lo que muchos amigos me han transmitido con sus enseñanzas.

Digo que mi corazón literalmente está gozoso porque estoy agradecida por la oportunidad de llegar a ti con esto que amo hacer. Espero que algo de lo que encuentres aquí te funcione para mejorar tu vida y, si es posible, el camino de las personas que amas y te aman.

Mi mayor satisfacción ha sido ver los resultados que tienen las personas a quienes de alguna forma he podido asesorar, y leer sus cartas o mensajes de agradecimiento por algunos de los consejos que están escritos aquí; saber que cientos o miles han mejorado su salud y su peso considerablemente al cambiar de hábitos porque confiaron en mí es una de las experiencias más hermosas de mi vida.

Desde ahora quiero decirte que cada página es diferente, a medida que avances te darás cuenta de lo que realmente nos puede ayudar a cambiar y que no tienes que cambiar todo de un día para otro, puedes hacer tu propia ruta; el objetivo de este libro es compartir lo que ya comprobé, y si algo te funciona a ti, me encantará que lo compartas.

Te doy la bienvenida con mi mejor sonrisa y el mejor de mis abrazos. Entiendo que cambiar no es fácil y quiero apoyarte en este camino que me llevó años entender, aquí resumo cómo iniciar la limpieza de nuestro cuerpo. Te doy información que explica el porqué de lo que te recomiendo y que a ti te ayudará a tomar decisiones importantes, información que te dará poder, y te puedo asegurar que empezarás a ver cambios hermosos muy pronto. Este libro está hecho con amor y con amor te comparto mis recetas que preparo sin ser una chef.

Te pido, por favor, que si las ideas que encuentres aquí te laten o te funcionan, en la medida de tus posibilidades las compartas con las personas que creas que les será difícil obtener esta información, ya sean tus compañeros de trabajo, tus empleados, las personas que te apoyan en casa… si supieran un poco más, serían más sanas y estarían más felices.

LOTS
— of —
LOVE
[mucho amor]

Respira profundo

En cada página del libro encontrarás la frase

RESPIRA PROFUNDO

hazlo un hábito y comprueba sus beneficios.

Al respirar profundo le otorgas un descanso a tu organismo y a la vez lo fortaleces. Respirar profundo no sólo obedece a los momentos de amor, nostalgia y tristeza, respirar profundo es un hábito que deberíamos tener siempre. Cuando lo haces le das un masaje al páncreas, hígado, intestino y estómago, además:

- Fortalece los pulmones.
- Reduce la carga de trabajo para el corazón ayudándolo a estar más fuerte, que sea eficiente y que funcione mejor.
- Rejuvenece las glándulas.
- Elimina las toxinas del cuerpo.
- Aumenta la cantidad de sangre.
- Mejora el estado del sistema nervioso incluyendo la columna, el cerebro y los nervios.

- Ayuda al cuerpo para asimilar los alimentos, a digerir mejor; en el momento en que los órganos del estómago reciben más cantidad de oxígeno, el funcionamiento será mucho mejor.
- Reduce la ansiedad.
- Aumenta la elasticidad de los pulmones y el tórax.
- La piel se hace más suave.
- Reduce la aparición de las arrugas faciales.

Respirar profundo ayuda a perder peso, te ayuda a quemar grasa y, si quieres ganar peso, el oxígeno alimenta a los tejidos y las glándulas. Te recomiendo que hagas muchas notas y las pongas en todos los lugares en donde estás diariamente: en tu buró, en el espejo del lavabo, en la puerta del baño, la cocina, el refri, la alacena, tu coche, tu cartera, la puerta de tu casa, en tu escritorio, en la computadora, hasta que logres que sea un hábito; y si cada vez, después de que respiras, contraes tu abdomen sería maravilloso, esto te ayudará a que no tengas problemas de incontinencia urinaria porque trabajas el suelo pélvico y además te ayuda a tonificar el vientre y la cintura.

Respiras profundo y en ese momento elevas el diafragma hacia adentro, metes el abdomen hundiéndolo entre las costillas, dejas de respirar cinco segundos y exhalas lentamente.

Respira profundo
y mete la panza

Capítulo 1

Hablando
con el corazón

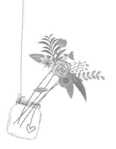

La comida real
no tiene ingredientes;
la comida real
son ingredientes.

Jamie Oliver

Cómo empecé... mi historia

Agárrate porque te voy a contar, no hay nada mejor en la vida que hablar con la verdad: tres cuartas partes de mi vida me alimenté como la mayoría de las personas, comí de todo, no combinaba bien los alimentos, se inflamaba mi abdomen todos los días, mi carácter muchas veces era voluble, sufría de depresión, ansiedad, tristeza por temporadas, sin saber qué diablos pasaba en mi vida, no entendía mis estados de ánimo, mis niveles hormonales no eran estables, tenía poca energía, baja autoestima, gripe, estreñimiento, fuertes dolores menstruales, resequedad en la piel, caída de pelo, resfriados, infecciones de garganta, tuve cándida por mucho tiempo sin saber, no sabía ni qué era ni cómo salir de ella, y probé no una sino todas las dietas de todo tipo para ver si bajaba algunos kilos para ponerme un vestido en una fiesta o un traje de baño nuevo; al ver que no funcionaban, probé varios tipos de pastillas para adelgazar; cada vez que veía que no podía adelgazar unos cuantos kilos, que llegaba a subir, buscaba entre mis amigas al doctor o charlatán milagroso que prometía bajarte a como diera lugar lo que tú quisieras; esta locura me llevó a destruir mi flora intestinal, a seguir con mis síntomas por mucho tiempo. Todo por obsesionarme con estar más delgada; jamás he tenido sobrepeso físico, afortunadamente sin ser anoréxica, pero tenía comportamientos que podían detonar en anorexia. Esto era lo peor que podía hacer, no estaba enterada de los efectos secundarios que tienen muchos de estos fármacos: tu organismo se vuelve ácido, se ve afectada la flora intestinal, al no tener el pH balanceado no puedes metabolizar como debe ser, al no tener flora intestinal se entorpece la ida al baño, la cándida no desaparece; mi vida era igual, de nada servía que bajara de peso si no me sentía bien; cuando tomaba esas pastillas enfurecía por cualquier cosa, mi boca era seca, tenía mal aliento, todos los que toman esas pastillitas lo tienen, en fin, ¿te identificas con algo de lo que te digo? Afortunadamente fue muy poco el tiempo en que metí ese veneno a mi cuerpo, pero el tiempo es relativo, nuestros organismos son diferentes, a mí no me pasó nada, y lo hice en una temporada entre tres y seis meses, pero hay gente que con un mes haciendo estas locuras destruye por mucho tiempo o para toda la vida los sistemas de su cuerpo. Recuerdo perfectamente el sirope, ¡guácala! Jamás lo probé, me daban náuseas sólo de olerlo, pero conozco varias personas que acabaron con el funcionamiento de la tiroides gracias a esta mugre que promete bajarte en una semana equis número de kilos, ¡qué horror!, me faltaba saber tanto y gracias a todo lo que aprendí poco a poco pude desintoxicarme, estar más sana y feliz que nunca.

Fue hace 12 años cuando empecé a ser más consciente, no como ahora, pero digamos que fue mi despertar. Aprendí qué perjudicaba mi salud, y gracias a esto dejé de comer azúcares, harinas, carne roja, refrescos, lácteos y lo que contenga gluten. Fue impresionante cómo mis achaques disminuían si yo comía conscientemente. Dije *casi*, porque no dejé de comer, fue como querer probar y comprobar que si lo hacía bien, me sentía bien. Pero no quería dejar todo lo que sabía que no me nutría, los sabores aún me seducían.

Justo en esos años tuve la oportunidad de producir un proyecto que ha sido muy importante en mi vida, *TransformaT*, es como mi tercer hijo, un programa de televisión donde pudimos ayudar a miles de personas a cambiar su vida con apoyo emocional, alimentación y cirugías específicas. *TransformaT* me sensibilizó mucho, dejó historias de vida muy fuertes, de muchas personas que amo y tendré en mi corazón para siempre, historias marcadas sobre todo por la falta de educación alimenticia, herencia genética de enfermedades que pudieron ser disminuidas o eliminadas con mejor alimentación y mejores hábitos, personas con obesidad mórbida y la baja autoestima, dos características que traen a su vez otras enfermedades cargando y acaban con la vida si no las trabajamos desde dentro. Durante esa época no imaginas cómo aprendí a valorar más mi vida, la salud, mi familia, agradecí por todo y lo hago todos los días de mi vida, me motivé a crecer espiritual y profesionalmente. Fue entonces cuando me empecé a preparar más para ayudar a la gente que confiaba en mí. Después de saber todo esto, mi compromiso era conmigo misma, la tarea ya estaba ahí, solo tenía que hacerla y bien, prepararme para compartir lo que puede ayudarnos a estar mejor en todos los aspectos. En definitiva, me falta mucho camino por recorrer, me gusta transformar mi vida, mi entorno y estoy agradecida por cada una de las experiencias que me ha tocado vivir, por cada una de las personas que de alguna forma me han aportado herramientas para crecer y ayudar a crecer.

En aquel tiempo creía en las dietas, en dejar de comer o comer menos, en contar calorías, en las pastillas "milagrosas", en hacer ejercicio como una loca, en fin... muy equivocada.

A medida que tenía más responsabilidad con cada una de las personas que ayudaba, quería aprender más para hacerlo mejor, para motivarlas a que se alimentaran bien, para que no sufrieran de sobrepeso, para que no se enfermaran o simplemente para mejorar su salud y que estuvieran nutridas.

Gracias a toda esta experiencia y los miles de correos y mensajes de mis seguidores con historias que me confían, preguntas y logros que me comparten, en estos últimos 10 años me documenté más y más sobre este estilo de vida que amo y que disfruto, decidí que quería ser la productora y protagonista de mi vida, quiero ser una mujer sana y feliz, disfruto tener energía, sentirme bien, no enfermarme, vivir sin alergias, sin sobrepeso físico y emocional, estar contenta, ver mi piel linda, ir al baño sin laxantes, comer delicioso y sin límites.

Quiero decirte que gracias a este estilo de vida, mi vida realmente es otra, como la de muchas personas que lo han podido comprobar, no lo cambio por nada. Mi alimentación es para sanar, para sentirnos con energía, para no visitar al doctor como la mayoría de la gente lo hace. Yo te recomendaría que lo intentes, que compruebes lo maravilloso que es sentirse bien.

Bueno, gracias a esto y a otras tantas cosas que encontrarás aquí, desarrollé un nuevo proyecto de TV: *Vive en equilibrio, Vive…*, como le llamo yo; es uno de los pocos programas que comparte una forma de alimentación basada en alimentos vivos y crudiveganos donde promovemos la generación de enzimas para un mejor funcionamiento de nuestro organismo. El programa nace por las ganas de compartir esta información tan poderosa a más personas, tanto en mi país, México, como en nuestros países hermanos donde también sufren de obesidad y mala alimentación; por no saber el potencial de los nutrientes vemos manifestarse numerosas enfermedades día con día, mi objetivo es poder ayudar desde dentro, ayudar a empoderarnos con información sobre lo maravilloso que es amarnos y la sana alimentación, motivar a comer sano y rico para mejorar nuestra salud física y emocional, bajar niveles de colesterol y triglicéridos, sobrepeso, desintoxicarnos, combinar mejor los alimentos. Básicamente, todo lo que he aprendido lo comparto en *Vive en equilibrio*; esta gran oportunidad que me dan el señor Azcárraga, Pepe, Bruce y Ana —mis jefes— la agradeceré por siempre, y ahora se los comparto por escrito con mucho amor, gracias a Daniel Araico.

Bueno, vamos a iniciar, pero antes te quiero decir, que la alimentación puede modificar radicalmente nuestra vida, si comemos alimentos naturales, nuestros pensamientos, sobrepeso, sobrepeso emocional, enfermedades y actitud serán otros; todo mejora, se elimina lo que no queremos, ¡es impresionante! Creelo, tu vida puede cambiar de una forma maravillosa a partir de hoy.

La buena alimentación no sólo nos aporta salud física, sino también un mayor desarrollo intelectual y bienestar emocional. Nuestro cerebro es el órgano más sensible a los nutrientes. El cerebro y el sistema nervioso controlan la fisiología del cuerpo y están totalmente influidos por lo que comemos y bebemos; es decir, nuestra personalidad y comportamiento en gran medida están determinados por nuestros alimentos. Esto significa que podemos usar la comida para mejorar nuestra salud y no usar tantos medicamentos que llenan nuestros cuerpos de toxinas, y que sólo son un "remedio" para eliminar los síntomas de alguna enfermedad, no para erradicarla. Nuestro organismo está diseñado para tener una salud óptima, si le proporcionamos el combustible adecuado.

Deberíamos usar la intuición, como hacen los animalitos, para decidir lo que debemos comer y lo que nos perjudica, si somos conscientes vamos a sentir cómo actúan los alimentos en nuestro organismo, si nos inflaman, nos causan gases, indigestión, letargo; pero el desequilibrio por la comida procesada y el estrés muchas veces nos hacen alejarnos de esa oportunidad. Nunca es tarde cuando nosotros mismos nos queremos dar una oportunidad para mejorar, la segunda, la tercera, no importa cuántas veces lo intentes, cada vez estaremos más preparados para la siguiente. Yo no te juzgaré jamás, espero de corazón que sea de gran utilidad lo que empezarás a leer. Si me preguntas ¿cómo empezar?, te diría: lee el libro y empieza por lo más sencillo para ti, o lo más rico, tal vez un jugo verde todas las mañanas con un poco de piña o manzana verde.

Me encanta que tengas el libro en tus manos, me da emoción, estoy segura de que si esto no es para ti, gracias a ti alguien más se va a beneficiar con esta información, sé que lo vas a compartir.

Recibe un abrazo de oso

LOTS
— of —
LOVE

Somos lo que comemos

Cuando nos cae el veinte y comprobamos lo que nos perjudican algunos malos hábitos en la comida y los beneficios que los buenos hábitos nos aportan, como el buen humor, la energía al nutrirnos y mantenernos sanos, es cuando entendemos la frase "somos lo que comemos", porque la experimentamos: si comemos bien estamos bien, si comemos mal llegan las enfermedades o dolencias que no sabíamos que se presentan por comer sin equilibrio.

Según algunos expertos, deberíamos consumir cinco raciones de frutas y verduras diariamente, ya que son indispensables para la salud y la buena figura, unen al placer de comerlas la aportación de antioxidantes, fibra y micronutrientes que tienen un alto poder de satisfacción y pocas calorías. Pero la verdad, no todos hacemos esto.

Las proteínas vegetales están en los frutos secos, las verduras y los germinados, y son menos complejas que la proteína animal. Sin pretender que cambies de manera radical tu alimentación, quiero decirte que al alimentarnos de proteína animal ingerimos los desechos del metabolismo celular que el animalito no pudo eliminar antes de ser sacrificado, lo cual es tóxico para nuestro organismo; puedes estar perfectamente bien nutrido si sólo eliges alimentos naturales como frutos secos, vegetales y los combinas en función de sus aminoácidos.

Conozco a muchas personas que dicen ser veganos, vegetarianos y crudiveganos, de nada vale que lo hagan o lo digan si no experimentan sus beneficios, muchos de ellos han estado mal nutridos por mucho tiempo por no aprender a combinar sus alimentos; es por eso que vemos personas en extremo delgadas, de apariencia triste o desnutrida y algunas veces con exceso de peso, por no comer los diversos nutrientes. No puedes pertenecer a ninguno de estos tres ejemplos si sólo comes de dos o tres productos naturales, en la alimentación saludable debemos ser conscientes de la combinación de los alimentos para obtener todas sus propiedades, y que entonces nuestra comida sea nuestra medicina y nuestra medicina nuestra comida, como dijo Hipócrates.

Poco a poco te iré platicando sobre lo maravillosa que puede ser tu vida cuando incluyes alimentos hechos por Dios y no por la industria. No recomiendo la proteína animal porque para ver resultados debemos hacerla a un lado por lo menos por un tiempo, que tú determinarás, al experimentar los cambios tú decidirás si es bienvenida de nuevo: a veces, en casos especiales o nunca más.

Muchas veces me preguntan por qué cambié mi estilo de vida y te lo voy a decir desde ahora. Me gusta sentirme bien, me gusta tener energía, tengo hijos de 16 y 23 años, y aunque los he disfrutado muchísimo, siguen etapas que también quiero gozar sana y con energía suficiente, me faltan muchos sueños por cumplir y creo que voy por el camino correcto. No me gusta tomar medicamentos alópatas, los he tomado pero les saco la vuelta, mi medicina desde hace más de ocho años ha sido la alimentación, que es generalmente crudivegana y que disfruto porque me sana y porque me gusta experimentar. También debo decirte que puedo comer de todo, ¿qué es todo? Todo lo que normalmente no como y no recomiendo, por ejemplo, lácteos, carne, pastas, harinas y chatarra; sí, todo eso que no recomiendo lo podría comer. Ser crudivegana no es estar en la cárcel, para mí es maravilloso, pero también lo es convivir con la gente que amo, y si ellos aún comen de todo puedo, en algunos casos, comerlo también.

Ahora, algo que también debo decirte es que después de tener nuestro organismo acostumbrado a lo mejor, que es la alimentación sana y natural, reaccionará como reaccionan todos los organismos, pero que es difícil que lo noten porque se vuelven situaciones normales. ¿A qué me refiero? A que me inflamo horrible, me duele la cabeza, me pongo de mal humor, me da flojera, sueño, estreñimiento o diarrea. Sí, así es, mi organismo se da cuenta enseguida de que no lo estoy nutriendo y se manifiesta, a lo bueno nos acostumbramos todos y muy rápido. ¿Cómo hacerle? Pues muy fácil, me nutro bien en mi casa, como bien, suficiente y llego sin hambre, así que pruebo lo que hay, casi en todos los lugares hay vegetales, ensaladas, guacamole, o si de plano no hay y tengo hambre veo qué opción es la mejor para mí, la paso bien y no padezco las reacciones que acabo de decir; bebo agua caliente o tibia con gotas de limón, siempre 45 minutos antes y después de mis alimentos para no llevarme los jugos gástricos que ayudarán a mi digestión y así ayudo a mi organismo a volver a la alcalinidad; mastico lo mejor que puedo y nunca bebo nada durante los alimentos.

La mejor forma de estar sanos, contentos y sin sobrepeso es nutrirnos, no contar calorías ni hacer dietas que sólo nos frustran y en poco tiempo se vuelve al mismo peso o incluso más. Y ojo, cambiar de hábitos y de alimentación no quiere decir que te vas a apartar de tu vida social ni de las personas que amas, pero sí te voy a decir que es prácticamente imposible que te quedes mudo sin hablar de las maravillas que se experimentan en este estilo de vida, la gente que nos rodea se da cuenta en seguida del brillo que se tiene, de la buena actitud, lo bueno se nota siempre; cuando se trata de compartir amor y experiencias buenas lo queremos hacer con los que más lo necesitan, los que tienen su salud comprometida, los que están tristes o deprimidos y los que difícilmente pueden bajar de peso. Al terminar de leer el libro, por favor dime en qué te pude apoyar.

La importancia de masticar y el silencio

Seguramente estás de acuerdo en que acostumbramos celebrar casi cualquier acontecimiento relacionándolo con alguna comida, ya sea desayuno, almuerzo o cena, y no es que esté mal, lo que sucede es que no estamos acostumbrados a masticar como debe ser. Celebrar o estar en una mesa acompañados asegura una conversación y ésta garantiza a su vez una deficiente digestión, sí, así como lo digo. ¿Por qué? Porque es indispensable masticar los bocadillos todo el tiempo que sea necesario para tener una buena digestión, hacerlos papilla en la boca, generar enzimas y que podamos recibir todos los nutrientes. Entiendo perfectamente que tenemos una vida social, que si no salimos a comer o compartimos la mesa y los alimentos con quien más amamos no disfrutamos la vida como debe ser, convivir es maravilloso.

Mi recomendación es que cuando te sea posible, al comer sin compañía, trates de dedicar unos minutos para ti en el desayuno, la comida o la cena, o si es posible un momento en cada uno de estos tiempos aunque estés acompañado. La idea es que hagas uso de tus cinco sentidos, que veas, toques, huelas, saborees y escuches cuando masticas, que disfrutes tus alimentos, que los agradezcas y que los mastiques correctamente para que tu organismo asimile todos los nutrientes. Llevamos una vida tan acelerada que aun cuando tomamos los alimentos a solas usamos el teléfono, leemos o comemos rápido sin disfrutar, sin ser conscientes de lo que estamos recibiendo. Piénsalo un poquito, verás que vale la pena. Con el simple hecho de masticar bien la cantidad de alimentos que comes menos, obtendrías más nutrientes y quedarías satisfecho, generarías más enzimas, y eso es buenísimo. Más adelante te diré por qué (página 197).

Cuando iniciaba con este estilo de vida me quedaba sorprendida al echar un vistazo a mi pasado, ¿cuántas veces había disfrutado mi comida?, ¿cuántas veces la había masticado como debe ser? (como papilla), ¿cuántas veces?, ¿había agradecido la bendición de tener mi plato con comida todos los días de mi vida? Suena sencillo pero no lo es tanto, te invito a que eches un vistazo a tu historia, ¿cómo ha sido?, ¿lo has disfrutado?, ¿has pensado de dónde viene cada bocado que te alimenta? En fin… La idea aquí es sólo recomendarte que mastiques lo mejor que puedas, que si tienes problema para hacerlo prepares tu comida predigerida (me refiero a licuarla para ayudar a obtener nutrientes) y procesada (me refiero a usar un procesador o triturador de alimentos, siempre naturales) para que la cantidad de nutrientes realmente te alimente y agrega fermentados para ayudarte en todo el proceso digestivo. En el momento que te sea posible, escucha música tranquila que te haga disfrutar y saborear tus alimentos. Recuerda que la buena digestión empieza por la boca, masticando lo mejor posible, procura estar en silencio cuando tengas esa oportunidad (por fa, haz a un lado el teléfono). Puedes compartir este consejo con quien amas para que, en la medida en que se pueda, lo hagan juntos. Imagina todo lo que este momento de paz puede decir sin hablar con la voz sino con los ojos, el movimiento de tu boca al masticar, tu sonrisa, tu forma de oler los alimentos en verdad pueden lograr una gran experiencia contigo o con quienes amas. Te recomiendo que hagas este ejercicio en una comida con amigos o familiares, que consista en disfrutar con los cinco sentidos, con una música tranquila, y que la primera parte de la sobremesa sea justo hablar de los sabores, de las cantidades que comieron, de lo que llegó a su mente mientras masticaban, recuerdos, ideas, en fin, los sabores traen recuerdos e ideas increíbles. También pueden cerrar los ojos hasta terminar de masticar el bocado. Si puedes, experimenta e inténtalo. Nunca es tarde.

Y tú, ¿qué comes?, ¿comes verduras?

Lamentablemente sólo la cuarta parte de los adultos comemos verduras, si perteneces a esta cifra te felicito, pero si no quiero decirte que comer verduras es fundamental para vivir de forma saludable. Algunos necesitamos más que otros, todo depende de cómo llevemos nuestra vida y de nuestra herencia genética; tu salud está en tus manos.

Las verduras contienen una gran variedad de antioxidantes que nos ayudan a combatir las enfermedades. Las personas que consumen más verduras tienen menos riesgo de tener cáncer, enfermedades degenerativas y cardiacas, problemas digestivos y de presión arterial alta, entre otros.

Además, comer germinados podrá cambiarte la vida en menos tiempo del que imaginas. Los germinados pueden contener hasta 100 veces más enzimas que los vegetales crudos, lo cual te ayuda a obtener más vitaminas y minerales de los alimentos que ingieres. Tu sistema digestivo será cada vez mejor y con todo esto te sentirás satisfecho. ¡Bravo por los germinados!

Es increíble cómo el tipo de alimentación que tenemos nos lleva de la mano a vivir diferentes experiencias, quienes comen de todo y no cuidan para nada sus comidas normalmente son personas con una serie de problemas que quisieran sanar o eliminar, como son diabetes, hipertensión, gota, cáncer, depresión, obesidad, migraña, acidez, gastritis; y bueno, después de leer estas páginas seguro podrás sugerir qué y cómo ir eliminando algunas de las situaciones que quisieras desaparecer.

LOTS
— of —
LOVE

Capítulo 2

¡Atención!, esto puede cambiar tu vida

La falta de suficientes enzimas digestivas no es la única causa de los problemas digestivos, también lo son comer en exceso, la contaminación, los alimentos procesados sin nutrientes y el mal funcionamiento del sistema inmunológico debido a la intoxicación del organismo y a los altos niveles de estrés.

Rebecca Solano

Nuestro colon o intestino grueso

*Todas las enfermedades
comienzan en el intestino*
HIPÓCRATES

El estrés es la causa de una serie de problemas en el colon o intestino grueso, como lo son la falta de oxigenación, disminución en la producción enzimática, menor absorción de nutrientes, menor flujo sanguíneo, que impacta en la disminución del metabolismo y esto provoca estreñimiento.

Tenemos, por así decirlo, dos cerebros, uno en la cabeza y otro en el intestino, estos órganos están hechos del mismo tejido, están conectados por medio del nervio vago, que va desde el troco del cerebro hasta el abdomen. Esta conexión cerebro-intestino es la causante de que sintamos mariposas en el estómago cuando sentimos nervios. Al estar conectados, si el intestino tiene problemas puede mandar señales al cerebro y viceversa. Esto quiere decir que los malestares intestinales también pueden ser causados por ansiedad, depresión o estrés.

Es prácticamente imposible desligar el colon en la salud de nuestro cuerpo al ser el mayor órgano de eliminación; el colon es el responsable de la absorción de los nutrientes, la creación de químicos importantes como las vitaminas, controla las bacterias que no son buenas para mantener nuestra salud en buen estado. Al consumir alimentos deficientes en fibra, sin enzimas digestivas, procesados, el colon no podrá funcionar, se enfermará. Su trabajo es absorber nutrientes y eliminar el desperdicio. Si tienes problemas con el colon quiero decirte que tu cuerpo está cargando material tóxico, gases, parásitos, y estos a su vez enfermarán tu sangre y todo tu cuerpo.

Existen dos tipos de bacterias, las buenas y las malas. Las buenas crean químicos como la Vitamina K y la Vitamina B, entre otros, estas bacterias buenas controlan a las malas; ¿pero qué pasa?, en el colon, la mayoría no son buenas, estas bacterias malas lo único que causan es enfermedad y putrefacción, estas malas que nos causan problemas se apoderan del organismo cuando las buenas se mueren por los medicamentos como los antibióticos u otro tipo de drogas y cuando consumimos carne o productos procesados. Es ahí justo cuando el colon, ya sin flora intestinal (que es la que nos ayuda a tener un colon saludable), se ve vencido y se convierte en el lugar ideal para desarrollar enfermedades y malestares.

Cuando sucede esto, también se producen parásitos y puede ser muy difícil deshacerse de ellos.

Sé que este tema no es muy agradable para la mayoría, pero para el 100 por ciento es de vital importancia; cuando el colon no evacúa después de cada alimento, de forma regular, la popó se va pegando en las paredes del colon, se incrusta y cada vez se pone más gruesa la capa, esto quiere decir que estás cargando algunos kilos de popo en tu colon y que jamás podrás obtener nutrientes, al contrario, la sangre sólo recibe material putrefacto y así enferma. Y qué decir de los gases que a todos nos incomodan, éstos existen porque los alimentos no están digeridos, no masticaste bien, no había suficientes enzimas digestivas, comiste en exceso, combinaste mal los alimentos. Éstos, al descomponerse provocan combinaciones tóxicas que se absorben en la sangre, en estos tiempos es tan normal la inflamación o los dolores estomacales y el malestar digestivo que la gente ya está acostumbrada. Si te sucede, lo ideal es hacerte un enema.

Un gran problema es la constipación, los desperdicios se deben eliminar antes de que se hagan putrefactos, si dejas unos alimentos masticados en un plato a temperatura ambiente se descomponen, lo mismo pasa con nosotros, mientras más tiempo lo dejes se hará duro y se pegará en tus paredes. Los laxantes no son una buena alternativa, lo mejor es habituar tu cuerpo a evacuar, y la mejor forma es con los enemas, mucha gente lo hace una vez al día o tres veces a la semana, ya se podrán imaginar lo que están sembrando en su cuerpo y que detonará en cualquier momento.

Nutrir nuestra flora intestinal con alimentos naturales y con bacterias buenas que vengan de fermentados o probióticos es indispensable para el buen funcionamiento del cerebro y el estado de ánimo. Las personas que tienen colitis, gastritis o reflujo, podrían consumir probióticos en los fermentados* y mejorar su condición, ayudándoles también con la ansiedad o depresión.

Comer alimentos procesados, cocinar las verduras (lo cual destruye las enzimas), no hacer ejercicio, no hidratarse, elegir una mala combinación de alimentos, no masticar bien, consumir lácteos y tener estrés, contribuye para que tu colon no trabaje bien.

---

*Sauerkraut o chucrut, por ejemplo; iniciar con una cucharada antes de los alimentos hasta llegar a consumir dos tazas diariamene sería maravilloso para desintoxicar el organismo, activar los intestinos y sentirte cada vez mejor. Si tienes colitis, gastritis o reflujo tu organismo seguro está ácido y lo necesitas alcalino. Esto te ayudará ¡y mucho!

Para ayudarte a que tenga mejor funcionamiento, lo mejor es incluir fibra, pero no de los cereales de cajita que venden en el súper. Fibra de los germinados, verduras, frutas, y agua para que la fibra pueda moverse.

Otro aspecto indispensable: hacer alguna actividad como el trampolín, bailar, nadar, caminar, correr, andar en bicicleta, algo que nos ayude a mover y activar el cuerpo.

LOTS
— of —
LOVE

La importancia
de hacer ejercicio

Diego Di Marco | Experto en estilo de vida

"Cuando me despierto con ganas de hacer ejercicio, me vuelvo a acostar hasta que se me pasan las ganas", ¿se te hace conocida esta frase?, ¿cuántas de éstas conoces acerca del ejercicio?, como si fuera gracioso de verdad, y lo peor del caso es que hay personas que comulgan con las bromas y por nada del mundo intentan hacer ejercicio.

Seguramente ya habrás oído o leído muchas veces sobre las ventajas de ejercitarse para encontrar un equilibrio y vivir en bienestar, pero aun así no haces nada, por tal motivo hoy te entrego información que te hará valorar la importancia del ejercicio.

Es muy frecuente observar personas que a los 31 años —y aun más jóvenes— tienen fatiga crónica, la cual es una combinación de mala alimentación, falta de ejercicio y vida sedentaria, que cargan con algunos kilos de más y con enfermedades.

La falta de ejercicio provoca que los huesos se vuelvan frágiles y los músculos se atrofien, cuando practicamos algún deporte o actividad física todo nuestro organismo se activa y empieza a producir grandes cantidades de hormonas y otras cosas más que generan beneficios, regeneran nuestros tejidos, órganos, piel y cerebro.Por ejemplo: cuando realizamos ejercicio producimos colágeno, el cual beneficia la elasticidad y tonicidad de la piel, ayuda a reducir los procesos inflamatorios, se generan endorfinas que favorecen nuestro estado de ánimo y nos hacen sentir bien; es más, mucha gente que está acostumbrada a la actividad física comúnmente dirá que el día que no hace su rutina se siente decaída y de mal humor; el ejercicio es maravilloso, libera tensión que contribuye en nuestra sensación de bienestar, aumentando la resistencia del organismo y mejorando nuestro metabolismo y todas nuestras funciones.

Es valiente admitir que tenemos miles de excusas para evitar hacer ejercicio: "eso del gimnasio a mí no se me da", "eso de estar como ratoncito corriendo en una banda no es lo mío"; algunas mujeres dicen: "es que si levanto pesas el cuerpo se me va a hacer como hombre", "me canso mucho y me duelen todos los músculos", y muchas excusas más.

Existen muchas opciones para hacer actividad física, la mejor es aquella que te motive todos los días a levantarte para hacerla; si no tienes tiempo de acudir o no te gusta el gimnasio por tus responsabilidades, horarios o múltiples ocupaciones, puedes dar un paseo cerca de tu casa, o cuando no sea necesario usar el automóvil, camina; aprovecha las escaleras; si vas al supermercado, estaciona el coche lejos, ¡camina!, organízate con tus amigos, familia o personas cercanas a ti y realicen actividad física como pasear en bicicleta, correr, jugar con la pelota o con un disco volador. Estos sencillos ejercicios reflejan importantes cambios en la salud.

La ventaja del ejercicio es que acelera nuestro metabolismo y mejora el estado de ánimo. Salir a correr o ir a un gimnasio no es la única opción que tenemos para alcanzar nuestras metas de salud y estado físico. Hay muchas alternativas para poner nuestro cuerpo en movimiento y poder quemar esas calorías de más, que de pronto nos estorban.

Cuando hemos tomado la decisión de realizar ejercicio debemos tomar en cuenta los siguientes tipos: cardiovascular, fuerza muscular y flexibilidad.

Cardiovascular: es el ejercicio aeróbico, como andar en bicicleta, patinar, correr, caminar o nadar. Mantiene una sana circulación en tu sangre, mejora el metabolismo, pues los alimentos se convierten en energía, las células absorben mejor los nutrientes y optimiza la eliminación de residuos.

Fuerza muscular o ejercicio de resistencia: se obtiene a través de las pesas o equipo de resistencia como las camas de pilates, ligas, etc., provocando el crecimiento de tus músculos y disminuyendo tu porcentaje de grasa corporal favoreciéndonos con una figura esbelta y tonificada. Nuestros huesos también se ven beneficiados y se vuelven más resistentes.

Flexibilidad: es importante en cualquier proceso, desata la capacidad de movernos para disponer de una extensa gama de movimientos. Realizar rutinas de flexibilidad, es la mejor manera de protegernos de lesiones y caídas. Nos evita la atrofia muscular, nos mantiene elásticos, ágiles y ligeros, y para esto no hay nada mejor que el yoga.

En cualquier actividad física que decidas realizar obtendrás beneficios físicos y emocionales; mejorará tu estado de ánimo, experimentarás optimismo, vitalidad y mucha energía.

Diego, ¡mil gracias por compartir!

Despierta tu cuerpo

Es importante que antes de empezar a realizar actividad física, y sobre todo si llevas un año o más de vida sedentaria, revises en qué condiciones te encuentras.

- Toma tu pulso durante 10 o 15 segundos en absoluto reposo.
- Coloca un banquillo que no mida más de 30 centímetros de alto sobre una superficie plana.
- Sube con el pie derecho y luego hazlo con el izquierdo, inmediatamente y sin parar.
- Baja con el pie derecho y después hazlo con el izquierdo.
- Completa los dos puntos anteriores en un lapso no mayor de cinco segundos.
- Ahora, durante tres minutos y con cronómetro en mano sube y baja durante este periodo de tiempo sin detenerte entre un paso y otro.
- Detén tu actividad física y descansa por treinta segundos.
- Después del periodo de descanso toma de nuevo tu pulso.
- Si percibiste que tu pulso aumentó unos cuantos latidos respecto a la medición que realizaste en reposo, entonces te encuentras en óptimas condiciones.
- Si notaste que el ritmo de tu pulso se acrecentó diez latidos más respecto a la toma en reposo, te encuentras en un nivel bueno/medio con posibilidades de mejorarlo. Así que te recomendamos realices esta actividad física poco a poco e irás aumentando hacia niveles superiores.

- Si llegó tu pulso a 15 latidos o percibiste más respecto a la toma en reposo, indica que estás en poca/nula forma física. Por lo que te recomendamos comenzar poco a poco a realizar esta actividad hasta que vayas obteniendo resistencia, estarás en forma y con la actitud de intensificar tu preparación.

Recuerda no empezar con ejercicio intenso sin realizar un calentamiento previo o si estás iniciando. Antes de hacer cualquier actividad física es fundamental que hagas ejercicios de calentamiento que preparen el cuerpo, ya que los músculos están entumecidos y, si no se calientan, habrá tensión excesiva y el entrenamiento resultará doloroso.

No es bueno lastimarnos desde el primer día ya que tendremos el pretexto para abandonar el ejercicio. Además, otro beneficio del calentamiento es que el cuerpo recibe más sangre durante la actividad física y conllevaría a un mayor aprovechamiento.

Así como calentamos, al terminar la actividad física hay que dedicar tiempo para el enfriamiento, disminuir poco a poco la intensidad del ejercicio. El cuerpo sometido durante cierto lapso de tiempo a la actividad física experimenta un ritmo interno en todos nuestros órganos, entre ellos el ritmo cardiaco, y si paramos drásticamente la actividad física podemos padecer mareos, así que después de hacer ejercicio es recomendable relajar los músculos con estiramientos leves y respirar lentamente hasta que el organismo se estabilice a su ritmo normal.

¿Cada cuándo vas al baño?

¡Qué preguntas hago! Ya sé, así soy, y es que es una situación normal, todos, absolutamente todos desechamos, así que manos a la obra. Pocas personas le dan la importancia debida a cómo hacen del baño y cada cuándo van. Lo ideal sería evacuar el mismo número de veces que comemos al día, pero cada organismo es totalmente diferente, cada uno tiene tiempos específicos para digerir y todo va de acuerdo con el tipo de comida que consumimos, nuestro estilo de vida, si hacemos o no ejercicio y el balance ácido alcalino que nos ayuda a retener los nutrientes y digerirlos correctamente. La digestión necesita un nivel ácido para deshacer los alimentos, pero a la vez nuestro organismo necesita un balance.

Recuerdo perfectamente que, cuando era niña, cada vez que iba a hacer pipí en el colegio o en algún lugar público tenía que hacer "de aguilita", las conversaciones en mi casa sobre la higiene eran precisas: "Si vas al baño hazlo de aguilita o ponle papel y no te vayas a sentar, hay muchas bacterias". ¿Qué pasaba?, si había papel en el baño, tapizaba el asiento con papel, pero a veces, o le ponía papel o me limpiaba, y la aventura era desastrosa, hacía "de aguilita" y me chorreaba de pipí, era muy incómodo. Y qué decir de hacer del dos, ¡jamás!; si para hacer pipí no podía, para hacer popó ¡era fatal! ¿Entonces qué fue lo que sucedió? Hice perezoso mi intestino, lo eduqué para aguantarse muchísimo, recuerdo que cuando tenía 15 años hice un viaje largo, todo el verano, me la pasé increíble pero mi abdomen era como de una mujer embarazada: lo tenía enorme, por andar de viaje y no llegar a baños públicos no iba al baño. Llegaron a pasar 16 días para que yo fuera al baño como debe ser; sólo acordarme, sabiendo ahora lo peligroso que era, me da horror. Un día mi mamá me llamó y me preguntó si iba al baño bien, le dije que no y, claro, prohibió que saliera hasta que pudiera evacuar correctamente.

Esta situación de mi intestino perezoso siguió hasta la edad adulta. En mis dos embarazos subí muy poco de peso, con Rafa sólo siete kilos y nació con casi cuatro; con Federica subí seis. Mi preocupación era saber si la estaba nutriendo o no, a lo que el doctor Mauro Muñoz, mi ginecólogo, me dijo: "Comes muy sano, tu bebé viene perfecta, pasa de los tres kilogramos, no te preocupes". Y bueno, llegó el día y ¡sopas!, Federica pesó poco más de cuatro kilogramos. Alimenté muy bien a mis hijos durante los embarazos y mis evacuaciones se normalizaron, pero hasta la fecha, cuando no como saludable y tengo estrés vuelven los episodios de estreñimiento.

Te platico todo esto porque en el intestino se desarrollan todas las enfermedades. Por eso hago y haré énfasis en tu alimentación y en tu colon.

El número y la cantidad de alimentos que consumimos determinan las veces que evacuaremos diariamente: si hacemos tres comidas, pues tres veces vamos a hacer popó. El colon es el órgano de eliminación más importante, su mal funcionamiento produce dolores de cabeza, migraña, cansancio, estreñimiento, mal olor de boca, mal humor y acné, todos los síntomas de una condición tóxica y que son el camino a diversas enfermedades. Y aparte de todo esto, sobrepeso.

Algo que debes saber es que en la medida en que tu colon está intoxicado, también lo estará tu forma de ser, de ver la vida y tus oportunidades. Un colon sucio se refleja en la actitud de la persona: a menor toxicidad, mayor felicidad y mejor actitud. Cuando está sucio, nuestras sangre y células también están sucias, nos vemos cansados, envejecemos más rápido, nos falta energía vital, es horrible la sensación de estar estancado por tener caca que no sale del cuerpo. Créeme que si tienes el colon limpio tu salud será mucho mejor siempre. Para empezar, absorberás mejor los nutrientes.

Limpieza, hidroterapia de colon

Limpiar el colon para mí es un hábito, lo hago cada semana, con enemas; cada cuatro meses o antes voy a hacerme un colónico, esto es cuando siento que estoy estancada y no estoy como debe ser.

La hidroterapia de colon o colónico se hace en lugares especializados y consiste en hidratar el colon por medio de una cánula desechable vía rectal. La cánula tiene dos mangueras, por

Recomendacion al hacerte un colónico

Lleva tus audífonos y música tranquila, escucha en volumen bajo, trata de relajarte, haz respiraciones. Mientras estás en la terapia habrá momentos en que te ayudarán con un masaje en el vientre, no pujes nunca, tu materia fecal saldrá solita, respira hondo si te da un cólico. No te preocupes, los lugares generalmente son muy limpios, todo es desechable y no va a oler feo, la popó va directo a la manguera y de ahí al drenaje.

Busca la mejor opción y pregunta quién es el especialista

Lo ideal es hacer las terapias en la mañana, cuando nuestro organismo se regeneró por la noche. y en ayunas, pero si tus actividades no te dejan hacerlo así, trata de que tu terapia un lado introducen agua tibia purificada y por el otro después de algunos minutos empieza a salir excremento.

No es un tratamiento que te va a encantar; sin embargo, te ayudará a descongestionar y a sacar materia fecal que puedes tener desde hace años (hay personas que tienen hasta 30 kilogramos acumulados), esto dependerá del tipo de alimentación que has llevado; mientras menos sano seas, más intoxicado estás y así podría ser más difícil limpiar tu colon. Muchas personas que están enfermas constantemente, al desintoxicar su colon empiezan a ver mejoría, por ejemplo, descongestionar el colon podría facilitar un embarazo, si eso es lo que pretendes. (La razón podría ser el grado de intoxicación que puede tener tu aparato reproductor porque está pegadito al colon.) Yo sugiero hacer entre cuatro y seis terapias,

sea casi al final del día para que descanses, recuerda no haber comido nada unas tres o cuatro horas antes, después bebe agua con gotas de limón y si puedes un jugo natural de papaya con espinaca y apio, una combinación antioxidante y con enzimas.

La hidroterapia de colon sólo puede ser practicada en lugares especializados donde un médico o especialista certificado sea el responsable, esté capacitado y tenga experiencia en este tipo de terapia.

Después de un colónico tu salud mejora notablemente, al no tener tanto tóxico vuelve la energía y puedes sentirlo de inmediato. Que maravilloso es no cargar con materia putrefacta que enferma nuestras células.

una diaria o máximo cada tercer día para que limpies lo mejor posible, pero cada caso es único, no hay un número exacto que se pueda recomendar. Para ello debes platicar con el especialista.

Tres horas antes de realizarlo no comas nada, trata que desde días antes tu alimentación sea sana, incluye frutas, verduras y agua.

Durante estos días y después de hacerlo te recomiendo comer más verduras y beber mucha agua, evitar al máximo la proteína animal, lácteos, latas, embutidos y azúcar. Ayuda a tu organismo a liberarse de las toxinas.

El colónico deja entrar una cantidad importante de agua a tu colon y no te preocupas por correr al baño, solito va saliendo todo por la cánula.

También es importante mencionar que antes de hacer una desintoxicación de riñones, hígado y vesícula lo ideal es que tu colon esté más limpio, ya sea con colónicos o con enemas.

Enema, lavado o lavativa para evacuar

Para mí, este tema es tan natural que hablo de esto con las personas que están a mi alrededor, cuando veo que tienen acné, cara grasosa, piel avejentada o gris, enfermas, tristes o de mal humor, es una pregunta de rigor, ¿vas bien al bañito? Obvio la mayoría hace cara de ¿qué? Pero también la mayoría ya sabe cómo soy, entonces aprovecho y hablo del tema, y la verdad me encanta porque días después recibo mensajitos preguntándome sobre el tema o diciéndome: ¡Qué barbaridad!, ¡me siento ligera!

Es una terapia que puedes hacer tú. Cuando se limpia el colon, se introducen líquidos en el recto y el colon a través del ano para remover materia fecal. Yo la hago dos o tres veces a la semana, introduzco tres litros de agua en cada ocasión, divididos en dos o tres enemas.

Los enemas se hacen con agua purificada a 38 o 39 grados y se pueden incluir otros líquidos como aceite de oliva, pasto de trigo, café y agua jabonosa, todos de uso terapéutico, orgánicos y sin tóxicos, pues los absorberías y sería contraproducente. Los enemas de café sólo son recomendables cuando el colon ya está casi limpio para traer todo lo que quedó pegado, y después puedes hacerte uno con jugo de pasto de trigo natural de ocho onzas por medio litro de agua, que te ayudará a proteger y restaurar el colon y todo tu organismo.

Cómo hacer un enema en tu casa

Estamos aquí para limpiar y restaurar nuestro organismo, para recibir correctamente los nutrientes y que las células estén sanas. ¿Por qué mi interés en decirte cómo hacer esto? Mi objetivo es que tu salud sea la mejor, hay varios métodos para limpiar el colon y éste es uno que se ha utilizado desde hace años. Te recomiendo que por lo menos hagas un lavado de tu colon una vez por semana, por tres a seis meses, con esto aseguras vaciar todo lo que no debes traer y que perjudica tu salud y tu peso.

¿Qué puede ser lo que te perjudica? Una hamburguesa, pasteles, lácteos, embutidos, fritos, etcétera.

Si después de leerme te pusiste a pensar en qué tan intoxicado está tu colon y quieres hacerte un enema, te voy a decir que es muy sencillo. Son varios pasos, y lo que realmente me interesa es que lo hagas bien, que tengas todo bajo control y te sientas de maravilla, no hay nada más reconfortante que sentirte desintoxicado, esto es empezar a sanar.

Lo que necesitas:

- Bolsa para enema, revisa que incluya una manguera de un metro aproximadamente.
- Una cánula o manguera suave como de goma (normalmente son color naranja).
- Almohadas o cojines.
- Bolsas de plástico.
- Toalla y aceite de coco orgánico o de ricino.
- Aceite de lavanda o melisa para darte un masaje relajante en el abdomen antes, durante y después del enema, si no tienes usa el de coco.

Lo primero es la bolsa de enema, puede ser de un litro o más grande, o un recipiente como los que tenían las abuelas (el de mi abuela era una jarra de peltre, especial para lavativas, ija, ja, ja!, recuerdo perfecto que me decía: "Si no intentas ir al baño te pongo una lavativa", en ese tiempo comía muchas cosas dulces y tamarindos con chile, nada más de acordarme siento que seguro he de traer algo de todas las golosinas que me comí en la niñez). Cabe mencionar que nuestras abuelas usaban esta terapia para aliviar muchos males, sobre todo los dolores de cabeza, fiebre y gripe, pues al eliminar las toxinas del intestino mejoramos más rápido.

La frase cuando alguien enfermaba era: "Traes cargado el estómago". Ahí es donde inician todas las enfermedades.

Bueno, normalmente las bolsas vienen con una manguera de un metro o un poco más, son duras y al final tienen un pequeño orificio y un pivote que se puede quitar o dejar y que no es suave. Justo donde está ese orificio vamos a cortar la manguera, serán máximo dos pulgadas, porque a la hora de usarlo siempre se sale el agua por ahí. Y el pivote, yo no lo usaría, está un poco duro. En la manguera viene un seguro para parar el líquido, ese déjalo ahí, lo vas a utilizar.

Compra una cánula o una manguera color naranja, que mide más o menos 50 centímetros, es suave, como de goma, y colócala en lugar del pivote. Lo que se logrará es que no te lastime absolutamente nada y se introduzca un poco más por el recto para tener mejores resultados.

Cómo iniciar con el enema

Ponte cómodamente y elige el lugar donde estés más relajado, puede ser tu cama o el piso del baño. Puedes poner música tranquila y darte un masaje en el abdomen, en dirección de las manecillas del reloj, suavemente con aceite de coco tibio o de ricino/castor.

- Prepara el agua a 38 o 39 grados; si es muy caliente para ti espera a que baje un poco la temperatura.

- Llena tu bolsa o recipiente con el agua y unta cinco centímetros de la manguera con el aceite.
- Deja que el agua fluya hasta que salga un poco para evitar que introduzcas aire en tu enema.
- Cuelga la bolsa en la manija de una puerta o en un lugar de altura similar del piso a la manija. Puedes estar en tu cama y colgarlo de algún lado o que alguien te ayude. Cubre el cojín o las almohadas con una bolsa de plástico y con la toalla, y acomódalos a la altura de la cadera y la cintura para que estén más altos en relación a tu pecho.

Ahora vas a sentarte y poco a poco a meter tu cánula en el ano, puedes poner un poco más de aceite de coco directo en tu ano. Introduce cinco centímetros, no debe doler nada, si te duele saca la manguera e inténtalo muy despacio de nuevo.

Ahora vas a acostarte del lado izquierdo en posición fetal para facilitar la entrada del líquido en el colon descendiente, ya que estés en esa posición deja pasar sólo una tercera parte de tu bolsa y cierra con el seguro que está en la manguera, ese seguro no es más que un rectángulo que presiona la manguera y deja pasar el agua como tú decidas, despacio o rápido. En el momento en que sientas que ya no aguantas cierra el seguro, eso casi nunca pasa con esta primera tercera parte del líquido, pero si te sientes intranquilo lo paras. Respiras y si de plano tienes ganas de evacuar te sientas en el inodoro y dejas salir el agua.

Suponiendo que todo va como debe ser, ahora que ya paso la primera parte acuéstate boca arriba, de esta forma el líquido fluirá más fácil sobre el colon transverso, y deja pasar la segunda tercera parte de tu líquido. Suspende al terminar esa parte, respira unos segundos y date un masaje suave por un par de minutos con tu aceite. Enseguida te acuestas del lado derecho y el líquido va a llegar más pronto hacia el colon ascendente, repites el masaje y ya habrás terminado con la tercera parte del agua. Sacas la manguera y hay que esperar unos minutos en posición recostada, dando masaje o haciendo despacio bicicleta imaginaria, esto ayudará al movimiento intestinal. Espera unos minutos para evacuar, si se puede 15, pero si es imposible hacerlo evacua y listo. No puedes forzar, tu cuerpo te avisa.

Después de evacuar, lo puedes repetir dos o tres veces hasta que salga el líquido casi transparente, de esta forma sabrás que tu intestino está más limpio.

Algo muy importante es que no debe doler cuando introduzcas la manguera, por eso tienes una más suave que puedes usar como extensión. Trata de hacer esto al iniciar el día o al final del día, tomas una ducha y puedes untar unas gotas de aceite esencial de lavanda para relajarte y descansar.

Bebe agua con gotas de limón y que tu primer alimento sea un jugo verde natural que te nutra y te ayude a crear enzimas.

Adelgazar y sanar limpiando el colon

¡Claro! Es más fácil adelgazar porque al tener el intestino repleto de toxinas, donde las paredes se llenan de mucus por los lácteos y otros productos, no se puede recibir nutrientes, entonces comes y comes porque no te sientes satisfecho, y por eso muchas veces me dicen: "Es que sólo he tomado jugos, sólo como ensaladas, ¡estoy comiendo súper sano!, ¿y qué pasa?" Sí, comes sano pero estas tan intoxicado que no dejas pasar los nutrientes. Es ahí cuando una hidroterapia de colon funciona, antes de hacerla elimina proteína animal, lácteos, azúcar, harina y embutidos: limpias y empiezas a alimentarte como debe ser, así recibes nutrientes, te sientes satisfecho y con energía. Antes sólo te sentías lleno, sin ganas, sin ánimo, con gases y desesperado porque por más que comes bien sigues igual, te sientes igual y no bajas casi nada.

Al limpiar el colon te desinflamas y eliminas toxinas. Todo está relacionado, recuerda que tener una buena digestión y alimentarnos bien nos ayudará a estar sanos y a obtener lo que deseamos, no importa si es adelgazar o ganar peso.

Quiero recomendarte que, lo antes que puedas, trates de ir al baño poniendo un cajón en tus pies, esto levantará tus piernas y será más fácil el trabajo que hará el colon para eliminar, es una posición natural, los animalitos la hacen y así es más fácil hacer popó, el colon necesita un apoyo y sostén; cuando estamos sentadas en el inodoro, una parte del colon se cierra y es más difícil que salga todo natural, así que si tienes un cajón o un banquito utilízalo y verás qué bien te va.

Los problemas intestinales pueden estar relacionados con la postura incorrecta para hacer del baño, con la posición de cuclillas se endereza y se relaja el recto, esta forma promueve la completa evacuación del intestino.

Recuerda que para ayudar a despegar toda esa materia fecal lo ideal es activar tu cuerpo con la bicicleta imaginaria, el trampolín, bailando o haciendo la actividad que más se acople a ti. Muévete y verás cómo sale todo más fácil.

Ángulo anorrectal

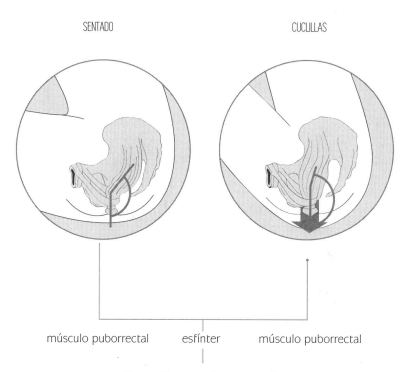

SENTADO CUCLILLAS

músculo puborrectal   esfínter   músculo puborrectal

En cuclillas es la única posición
natural para la defecación músculo puborrectal

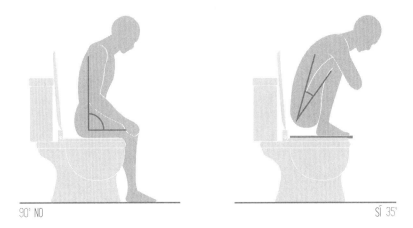

90° NO

SÍ 35°

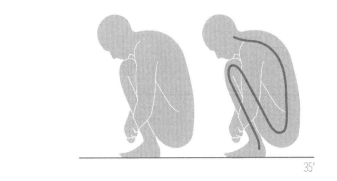

35°

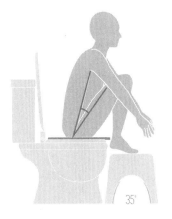

35°

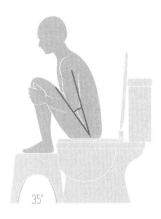

35°

Capítulo 3

Primero estás tú, ¡libérate!

Si sabes que cambiar
de hábitos te ayudará a
mejorar tu calidad de vida,
no te eches para atrás una y
otra vez, recuerda que vida
y cuerpo sólo hay uno, y tú
eres lo más valioso; vamos,
ámate, inténtalo poco a poco
pero con el corazón

Rebecca Solano

El número uno en la lista

Pensar en nosotros mismos antes que nadie no es ser egoístas, es querer lo mejor para nosotros y los que nos rodean; al estar bien contigo, los que amas estarán bien, si tú no eres el número uno en la lista difícilmente podrás lograr tus objetivos.

Nos pasamos la vida dándole gusto a todo mundo, sin saber decir *no*, pensando en la pareja y los hijos, y nosotros en último lugar, eso no es lo correcto.

Cuando subimos a un avión siempre nos dicen que en caso de algún percance saldrán las bolsas de oxígeno y que antes de ayudar a un menor o persona con capacidades diferentes te pongas tu mascarilla, y así es la vida, es sencillo, para poder ayudar a alguien primero debemos estar bien nosotros, si no, no funciona.

Te digo esto porque seguramente compraste este libro para ver cómo puedes cambiar y yo estoy agradecida por eso, te deseo todo el éxito; sin embargo, creo también que es indispensable recordarnos lo valiosos que somos, lo poderosos que llegamos a ser con sólo proponérnoslo. En el caso de las mujeres cuando tenemos un objetivo claro, no existe poder alguno que nos detenga para llegar a la meta, en este caso deseo de todo corazón que así sea, pues la vida es sólo una y debemos vivirla como y con quien queremos.

Despierta con una sonrisa, agradece lo que nos ha dado la vida y sobre todo reconoce a esa persona valiosa que llevas dentro; no te olvides de ti, eres y serás siempre lo más importante, ve por tus metas, nunca, nunca será tarde.

Te mando un abrazo de oso

¿Tienes sobrepeso u obesidad?

La mayoría de la gente que conozco quiere sentirse y verse mejor, para esto debemos saber en qué posición nos encontramos: si tenemos sobrepeso, obesidad, si estamos estancados o mal nutridos. Escribo sobre esto antes de iniciar el tema porque es importante saber en qué condición estás antes de seguir leyendo, el sobrepeso y la obesidad se definen como una acumulación anormal o excesiva de grasa que puede ser perjudicial para la salud.

Te recomiendo hacer el siguiente ejercicio para que compruebes si tienes o no sobrepeso u obesidad. El índice de masa corporal (IMC) es un indicador simple de la relación entre el peso y la talla, se utiliza frecuentemente para identificar el sobrepeso y la obesidad en los adultos. Se calcula dividiendo el peso de una persona, en kilos, entre el cuadrado de su talla en metros (kg/m^2). El IMC proporciona la medida más útil del sobrepeso y la obesidad en la población, puesto que es la misma para adultos de ambos sexos y de todas las edades.

En este ejemplo, la persona tiene sobrepeso:

75 kilogramos corresponde a su peso
y 1.60 × 1.60 corresponde a su altura
al cuadrado, es decir 2.56.

$$\frac{75 \text{ kg}}{1.60 \times 1.60 \ (2.56)} = 29.29 \text{ kg/m}^2$$

Lo que significa que tiene sobrepeso
(si llegara a 30, ya padecería obesidad).

La interpretación es la siguiente:

Un IMC igual o superior a 25 determina sobrepeso.
Un IMC igual o superior a 30 determina obesidad.

La obesidad es la enfermedad crónica de crecimiento más veloz, causa el fallecimiento de 2.8 millones de adultos por año. Las condiciones relacionadas con la obesidad, como diabetes y enfermedades cardiacas, causan más muertes que la hambruna, según el Foro Económico Mundial; en algunos países de América Latina, como México, es una epidemia que exige tomar medidas extremas.

La epidemia de obesidad es una doble preocupación para los niños mexicanos, ya que pueden estar desnutridos al mismo tiempo que presentan sobrepeso; están expuestos a alimentos altos en grasa, en azúcar y sodio, que tienden a ser más baratos pero sin nutrientes. De cada tres adolescentes de entre 12 y 19 años, uno presenta sobrepeso u obesidad. El niño que es obeso en edad pediátrica tiene 80 por ciento de probabilidades de ser obeso en la edad adulta, la causa principal son los malos hábitos en la alimentación, que se manifiesta en el sobrepeso de 70 por ciento de la gente en edad adulta, como: poca o nula actividad física, alimentación basada en productos hipercalóricos ricos en sal, grasa, azúcar, pobres en vitaminas y minerales que causan toxicidad en el organismo, dificultan el proceso de digestión y minimizan la producción de enzimas. La obesidad favorece la aparición de enfermedades como insuficiencia cardiaca, diabetes, hipertensión, altos niveles de colesterol, fatiga crónica, cáncer, insuficiencia renal, y siempre está ligada a la depresión, ansiedad y discriminación.

Nunca es tarde para tomar una buena decisión, la mayoría de las personas que me escriben me piden una dieta milagrosa, algo que tomar para sanar o bajar de peso. Y quiero decirte que todo puede ser tal cual como lo sueñas, sólo sigue leyendo lo que te comparto, tú determinarás por dónde empezar y sobre todo cuándo lo puedes hacer. No es fácil decidir ser lo más importante de nuestra vida, pero sé que puedes darte cuenta de que vale la pena serlo. Nadie goza como tú tus propios logros, nadie sufre como tú los momentos difíciles, piénsalo un poco; sabes que no vale la pena comprar boletos para un sinfín de enfermedades o tener obesidad, que eventualmente nos llevará a experiencias nada agradables. Y si eres una persona que está en su peso adecuado pero quiere mejorar su calidad de vida, qué bendición, bienvenido también porque experimentarás un cambio tan positivo que lo vas a compartir siempre.

La sana alimentación, activar tu cuerpo, desintoxicarlo y trabajar en tu autoestima te cambiarán la vida, tú decides si te animas a protagonizarla felizmente.

Crisis curativa

Cuando tomamos decisiones que van a transformar nuestro día a día, no sólo de alimentación, desintoxicación, ejercicio y cirugías, hablo también de las emociones, separación de pareja, divorcios, amistades o personas que queremos alejar por un tiempo o para siempre, cambio de trabajo o de profesión, es normal que enfrentemos crisis curativas. Estas crisis se manifiestan con cambios en el estado de ánimo, náusea, tristeza, ansiedad, mareos, mal humor, llanto, desesperación, episodios de diarrea, gripe y conjuntivitis; algunos o todos se pueden manifestar en ti, esto dependerá del grado de intoxicación que tienes.

Lo que debes hacer es tomarlo con tranquilidad. Si ya estás incluyendo alimentos totalmente naturales, ve sacando poco a poco los no saludables, no lo hagas de la noche a la mañana, hazlo gradualmente, bebe agua como te lo recomiendo más adelante. Hacer respiraciones profundas y lentas te va a ayudar, no te asustes, todo lo que no quieres contigo se va a ir, era tan tóxico que se manifiesta como te mencioné, dura horas, días o un par de semanas; ánimo, todo lo que no te sirve se va a ir y depende de ti la gran bienvenida que le darás a tu nueva vida.

¡Bienvenido(a) a tu nueva vida!

Stop & Play

Antes de continuar quiero invitarte a que te eches un clavado en tu historia de vida: ¿cómo ha sido?, ¿qué sueños has tenido y cuáles has logrado?; ¿cómo te sientes?, ¿eres saludable?, ¿tienes alguna enfermedad o síntomas que no sabes de qué son?; ¿cómo ha sido tu alimentación?, ¿has comido de todo?, ¿has pensado que vale la pena hacer todo por ti?

Te hago estas preguntas porque definitivamente creo que lo mejor de la vida es vivir con salud. Si logramos esto, será más fácil conquistar cualquier cosa. Estamos inmersos en una vida con muchos cambios, no comemos lo que comían nuestras abuelas y, lo peor del caso, nuestros hijos menos. Ahora la industria alimenticia se ha enfocado en proveernos de todas las opciones no saludables que comprometen severamente a nuestro organismo. La obesidad es una enfermedad causada por todos estos productos que, al ser artificiales, nuestro organismo no puede digerir, no tienen nutrientes, no tienen enzimas, se hacen como un nudo imposible de desenredar de tanta cosa que contienen y obviamente nos hacen mal; otras enfermedades son las degenerativas que están relacionadas a una mala alimentación sin antioxidantes. Y así podríamos seguir con muchos ejemplos, pero mi intención es que eches un vistazo a tu historia, cómo eras, qué has comido durante años, qué hábitos están tan arraigados que YA vale la pena empezar a desaparecer para que a partir de esta etapa que ahora vives mejore considerablemente tu calidad de vida para el resto de tus días. Es increíble cuando una persona está convencida y decide cambiar para mejorar. Nadie puede hacerlo por ti, los beneficios o los malestares serán solo para ti. Mucha gente dice: "De algo me tendré que morir", yo te digo que vale la pena vivir y vivir bien, sin un tanque de oxígeno, sin silla de ruedas, sin cajas y botes con pastillas que sólo sirven para intoxicarte más.

La vida es una y créeme que si te alimentas sanamente tu vida empezará a cambiar completamente: salud, peso, emociones, todo llega a su equilibrio. Tú decides cuándo haces el *stop* y le pones *play* a la película de tu vida, recuerda que eres el productor y el protagonista, tú decidirás el final que quieres tener.

Recuerda que la forma de enfrentar la vida, la claridad de tus pensamientos y determinaciones se ven beneficiadas o afectadas con tu alimentación.

Preparándome para cambiar

La mayoría de mis asesorías son para ayudar a las personas a cambiar de hábitos para mejorar su salud y bajar de peso con una sana alimentación. Amo mi trabajo, me apasiona, pero lo que define el rumbo de cada proceso es cómo avanzamos emocionalmente. Las emociones cambian de manera definitiva nuestras vidas; sin ser una psicóloga me gusta escuchar o leer las historias de mis "pacientes" (por nombrarlos de alguna forma), conocer lo más que pueda, saber quién es quién y poder ayudarles gracias a la experiencia que me han dado estos últimos 12 años y *TransformaT*, al conocer miles de historias de transformación que también han cambiado mi vida.

Por eso quiero invitarte a que escarbes un poquito en ti, a que te liberes para alcanzar cada uno de tus objetivos. Créeme que el sobrepeso físico y emocional van de la mano, y cuando abres la posibilidad de eliminarlos ¡se pueden eliminar! Vamos de la mano a descubrir quién eres y qué te falta para lograr tus objetivos. Quiero que seas la persona que deseas ser, que te goces y te quieras como nunca. Que saborees las etapas del cambio porque serán pasos tan firmes como el mismo compromiso que quieres o deseas que tengan contigo los seres con los que compartes tu vida. No creas que yo estoy descubriendo el hilo negro, todo lo que te comparto es lo que he podido estudiar, aprender y experimentar a lo largo de 12 años con personas que me han enseñado; mucha gente lo sabe y te lo voy a compartir a mi estilo.

Existen investigaciones donde se han encontrado vínculos entre las enfermedades y las emociones negativas. Las personas con depresión tienen generalmente el sistema inmunológico más bajo, el Center of Disease Control and Prevention (CDC, Estados Unidos) informa que más del 90 por ciento de las visitas al doctor son por enfermedades relacionadas con el estrés.

Lo mejor de esto es que así como las emociones negativas y el estrés te enferman, las emociones positivas te ayudan a mantenerte sano, una persona positiva tiene mejor calidad de vida.

La meditación es un apoyo importante para la mente y fortalece el sistema inmunológico.

Imagina tus pensamientos y sentimientos como energía, los buenos como luz blanca o dorada y los malos como grises o negros, así es como tu mente le pasa energía a todo tu organismo, si piensas y sientes en positivo, y no dejas entrar la duda y el pesimismo, tu vida será mejor. Todo se queda en nuestro cuerpo, lo que escuchamos, lo que vemos, sentimos y pensamos se queda en nuestro cerebro y se transmite al sistema nervioso. Esto quiere decir que todo lo que vibramos se queda para bien o para mal en nuestro cuerpo.

Los pensamientos causan la mayoría de las enfermedades, por ejemplo, algo que Louise Hay escribió en sus libros, entre mucha información valiosa, es que el resentimiento puede causar tumores o cáncer, cuando nos sentimos culpables muchas veces se busca el castigo. Lo ideal es buscar ayuda para sanar todas estas emociones que nos atrapan y no nos dejan avanzar. Por lo pronto te aconsejo que si padeces de alguna enfermedad no la hagas tuya, por ejemplo: "Tengo diabetes", "Soy hipertensa", "Tengo cáncer", modifica la expresión y puedes decir: "experimenté la diabetes, ahora estoy limpiando mi cuerpo y estoy muy bien". Hagamos frases positivas siempre.

Te abrazo fuerte. ¡Ánimo, porque sí podemos!

Desintoxicación de hígado y vesícula, transfórmate y vive en equilibrio

Hacer una desintoxicación no es cualquier cosa, es algo serio y recomiendo que se haga de la mano de un especialista. Al tomar la decisión de cambiar de hábitos para mejorar nuestra salud, calidad de vida, sobrepeso físico o emocional, mi mejor recomendación es iniciar con una desintoxicación de dentro hacia fuera. Hay tantos motivos para querer desintoxicarnos que estoy segura de que a cada ser del planeta le caería bien hacerlo.

Una desintoxicación barre con todo, y todo es todo: ideas erróneas, pensamientos negativos, suposiciones, baja autoestima, depresión, tristeza, ansiedad, enfermedades degenerativas, enfermedades terminales, síntomas y todo lo que te puedas imaginar.

La alta contaminación que tenemos, los productos con los que nos hemos alimentado los últimos años, la falta de ejercicio, el exceso de trabajo y el estrés llevan a que nuestro organismo esté altamente intoxicado; si han aparecido estas enfermedades en nuestra vida es porque nuestra sangre está intoxicada y no le ayudamos a sanar.

Antes de seguir debo reconocer y agradecer que tenemos un organismo maravilloso y creado perfectamente, que trabaja de manera impresionante. Pero también debo decirte que los alimentos que hemos consumido en las últimas cuatro décadas cada vez han sido menos nutritivos, que podemos procesar lo natural fácilmente pero lo sintético nos ha enfermado, intoxicado, y este organismo maravilloso eventualmente se cansa, aunado a la negatividad de los pensamientos y el estrés, se debilita, se enferma y no puede más. Por eso es interesante e importante que mejores tus hábitos para mejorar tu calidad de vida, y una desintoxicación puede ser el paso ideal.

¿Qué tipo de desintoxicación necesito?

La lista es muy larga, desde desintoxicarnos de malos pensamientos, negativismo, personas tóxicas, hábitos alimenticios, hasta adicciones; en fin, la lista la podrías completar tú. Lo que yo te recomiendo es iniciar por el principio, sanar tu sangre poco a poco y para esto creo que lo ideal es definir un tiempo, por ejemplo, un mes para limpiar tu hígado y vesícula, vaciar las piedras que todos tenemos formadas a lo largo de nuestra vida, ayudarlas a salir por el excremento para sentirnos ligeros, como nuevos, esto mejorará nuestra salud y nuestro peso notablemente. Sí, así será, no bajamos de peso por tanta toxicidad, verás cómo mejora todo. Debo decirte que esta desintoxicación hará que tus órganos estén más limpios, por lo tanto van a absorber más rápido los nutrientes si es comida real lo que consumes, pero si los "alimentas" de productos procesados y todo lo que a continuación te voy a decir, los podrás enfermar, ...y eso no queremos, queremos estar bien por dentro y por fuera.

Mi mejor recomendación es que te hagas unos exámenes médicos para que te digan los niveles de glucosa, colesterol, triglicéridos, cómo está tu tiroides, perfil hormonal y presión. Los exámenes básicos para saber cómo estás, cuánto pesas y cuánta grasa tiene tu cuerpo. Todo va a ir mejorando en un solo mes, imagínate lo que puedes lograr si cambias de hábitos, solamente tú decidirás cómo y qué hacer en adelante. De igual forma, al terminar te recomiendo otro examen para que veas cómo pudiste mejorar.

Para iniciar con la desintoxicación deberás comer sanamente a lo largo de un mes, ¿a qué me refiero con esto? Lo ideal es ir eliminando poco a poco la toxicidad del cuerpo para lograr una limpieza profunda, llevamos toda nuestra vida comiendo de todo, bien vale la pena una limpieza.

En este mes, por favor no consumas proteína animal, no necesitas toxinas de un animalito cuando lo que quieres es limpiarte para lograr un gran objetivo, y sí perjudica el proceso. Ahora, no te asustes, si lo tuyo es comer proteína animal, es sólo este mes, ya sabes que después de probar tú decidirás qué hacer. No podrás consumir alcohol, embutidos, lácteos, proteína animal, grasas, condimentos fabricados, comida enlatada, refrescos, café, harinas, azúcar, alimentos helados ni ningún producto que contenga algo de lo que mencioné.

¿Qué vas a comer?: verduras, legumbres, semillas, germinados, queso de almendras, leche de almendras, coco o girasol, calabaza, quinoa, arroz integral, agua, té sin cafeína, jugos naturales y licuados. No te preocupes, no te va a dar hambre y sí te vas a nutrir. Esto es para que sea más fácil desintoxicarte.

Al limpiar el hígado y la vesícula tu vida dará un giro de 180 grados; el hígado, la vesícula y los riñones proveen al organismo de nutrientes, y si están intoxicados generan nutrientes pobres o nulos, lo que genera dolor de cabeza, cansancio, depresión, obesidad, triglicéridos, colesterol, alta presión, hígado graso y no permite que el sistema metabólico actúe, y provoca también obesidad, mal humor y, en general, es como si un coche funcionara con los peores combustibles: eventualmente se va a descomponer y costará más arreglarlo que comprar uno nuevo, sólo que en nuestro caso llegan las enfermedades, y puede ser demasiado tarde, no hay otro cuerpo para comprar. El hígado, la vesícula y el riñón se deberían desintoxicar por lo menos una vez al año para mantenernos maravillosos.

Debido a la mala alimentación tenemos en ellos piedras que dañan nuestros órganos. Con esta limpieza vas a regenerar células y tejidos y te vas a sentir con toda la energía, saludable y con gran paz emocional.

Te pido que te alimentes naturalmente porque de lo contrario puedes perjudicar de forma severa tus órganos con la desintoxicación.

Mucha atención

Por 30 días vas a evitar todo lo que anteriormente te mencioné. Es recomendable iniciar en lunes o martes porque así eliminas todo el fin de semana.

Muchas personas lo hacen cinco días antes, cinco días de desintoxicación y cinco días después, para mí lo mejor es como te lo digo, pues estás ayudando a tus órganos a estar mejor, de nada vale hacerlo en un dos por tres, nuestra vida no es así, todo tiene un proceso y si quieres tener buenos resultados consiéntete.

Iniciamos

- Una semana y media (11 días) solamente te alimentas saludable (y cada dos días te haces enemas para limpiar el intestino).
- Segunda semana, cinco días de proceso con el jugo de manzana.
- Tercera y cuarta semanas, alimentación para fortalecer tu organismo con alimentos naturales.
- Recomiendo hacer enemas cada dos o tres días hasta terminar con la desintoxicación.
- No dejar de beber agua diariamente según tu peso.

Esto es lo que harás la segunda semana: Vas a beber un litro de jugo de manzana (ácido málico) al día, dividido en cuatro y vasos de ocho onzas.

- Un vaso al despertar, en ayunas.
- Un vaso a media mañana.
- Un vaso a media tarde.
- Un vaso por la noche, antes de dormir.

De preferencia usa manzanas orgánicas y el jugo hecho en el momento en extractor; si no son orgánicas se deben tallar muy bien para quitarles la cera, los tóxicos y la piel.

Las manzanas contienen ácido málico, éste hará que las piedras se vuelvan blandas, como gelatinosas, imagina cómo se hace la chía cuando se remoja y sale el mucílago (gelatina) y, al hacerse así, es como podrán salir por el excremento. En caso de tener glucosa puedes sustituir las manzanas por dos gramos de ácido málico disueltos en medio litro de agua tibia y beberlo durante el día, para mí siempre será mejor el resultado con el jugo de la manzana natural. Es importante que bebas esta cantidad de jugo o un poco más para que las piedritas se reblandezcan y salgan sin dolor.

Si no tienes extractor puedes licuar las manzanas perfectamente lavadas con un vaso de agua. Nunca debes utilizar jugo de manzana industrial, envasado, porque lo que necesitamos es el ácido málico, la carga enzimática y alcalinidad de la manzana. Si haces el litro completo, guárdalo en recipiente de vidrio y cúbrelo con una bolsa de papel estraza para que no le entre luz y no se oxide, pero de preferencia prepáralo al momento. Esto equivale aproximadamente a un kilo y medio o dos kilogramos de manzanas diario.

El ácido málico se encuentra en muchas frutas y vegetales y también lo producimos los seres humanos de forma natural, está en los alimentos agrios o ácidos y cuando los comemos producen un sutil sabor amargo, la fuente más común es la manzana.

Te recuerdo que lo ideal es limpiar el intestino por lo menos tres días antes y tres días después, esto te evitará malestares y las tóxicas piedritas no se quedarán pegadas en la mucosa de la pared intestinal, lo cual resultaría contraproducente porque se pueden reabsorber y sería un cuento de nunca acabar, pues están compuestas por virus, materia putrefacta y parásitos. No queremos eso para nada, por favor ten extremo cuidado en este proceso.

No te saltes los pasos, es importante hacerlo así para salir de enfermedades, para regenerar, rejuvenecer y poder adelgazar. No recomiendo hacer esto a mujeres embarazadas, lactando o menstruando ni a personas con enfermedades terminales, pero sí a quienes se encuentren en recuperación de adicciones a drogas o en envejecimiento prematuro. ¿Cada cuánto hacerlo? Si estás muy intoxicado puedes dejar pasar dos o tres semanas y hacer otro, lo ideal es hacer uno al año.

En el proceso para la desintoxicación puedes ir expulsando piedritas o cálculos, es importante que siempre veas tus evacuaciones. No seas asquerosa, es la forma que tenemos para saber cómo estamos realmente de salud. Te puede dar dolor de cabeza por los tóxicos que están saliendo, si es así te sugiero usar un enema para que ayudes a que salga todo más fácil.

Esto lo vas a hacer por cinco días seguidos.

¿Qué puedo comer mientras me desintoxico el hígado y la vesícula?

En ayunas: Jugo de manzana.

Desayuno: Frutas libres, acompañadas de granola, nueces, ajonjolí, almendras, *cashews* (nuez de la india), macadamia, piñones, pepita de girasol y calabaza previamente remojadas para quitar el ácido fítico y poderlas digerir (las almendras 48 horas, todas las demás 12 horas), y miel de agave orgánica.

Beber a media mañana un vaso de jugo de manzana y durante las siguientes tres horas un litro de agua poco a poco.

Comida: Ensaladas crudas con germinados frescos en todas las ensaladas todos los días, aderezadas con aceite de oliva, de coco o de aguacate con especias naturales y preparadas con mínimo cinco ingredientes, más los germinados. Pueden ser lechuga orejona, escarola, acelgas, espinaca, apio, cilantro, tomate, aguacate, cebolla, berros, nueces, pasas, champiñones, calabaza, coliflor, col de bruselas, repollo morado, brócoli, pimiento morrón (no verde), zanahoria rallada, chayote rallado, betabel rallado, ajo, albahaca, perejil y pepino. Puedes incluir arroz integral o quinoa con verduras semicocidas, o la siguiente sopa a temperatura ambiente.

Ingredientes

- Una taza de leche vegetal.
- Medio aguacate.
- Un pimiento rojo.
- Una cucharadita de cúrcuma.
- Un tallo de apio*.
- Un diente de ajo.

*El apio suple a la sal, si aún le falta un poco, sólo agrega una pizca.

- Diez gotas de limón.
- Una cucharada de aceite de olivo extra virgen.

Preparación

Llicúas los ingredientes con la leche primero y al final incorporas el aguacate con el aceite de olivo extra virgen.

Media tarde: Un vaso de jugo de manzana y beber dos vasos de agua.

Cena: Verduras a la plancha crujientes, no cocidas, y ensalada preparada con los ingredientes de la lista anterior o sopa o crema a temperatura ambiente.

Antes de dormir: Un vaso de jugo de manzana.

Después de la comida del quinto día suspender los alimentos.

Por la tarde vas a diluir tres triángulos de sulfato de magnesio (sales de Epson) en un litro de agua. Estas sales van a ayudar a dilatar los conductos para que salgan las piedras al intestino.

De este litro vas a beber cuatro tomas:

1. Un vaso de sales a las seis de la tarde.
2. Un vaso de sales a las ocho de la noche.
3. A las nueve de la noche, cuatro onzas de jugo de toronja natural con cuatro onzas de aceite de oliva extra virgen, debes mezclarlos lo mejor que se pueda y beberlos ya en la cama antes de dormir, también debes acostarte sobre tu lado derecho sólo por 20 o 30 minutos; te recomiendo estar en paz, con música tranquila o meditando, vas a sentir cómo se va moviendo todo en tu interior.

Es probable que después de las seis de la tarde comiences a expulsar piedras con espuma blanca, es el colesterol que saca la limpieza. Las piedras tienen un color verde y se verán fácilmente, habrá blancas que están calcificadas y negras que son las más viejitas. Observa y puedes tener un palito de madera y un colador de plástico como el del espagueti para que muevas y veas lo que tenías dentro. Que no te dé asco, esto tenías y espero que cada vez tengas menos toxicidad.

La idea de observar lo que expulsas es para que te des cuenta de tu nivel de toxicidad, para que hagas conciencia sobre tu salud y todo lo que llevabas dentro durante toda tu vida. Después de evacuar esto, puedes experimentar una crisis curativa, te recomiendo meditar, leer algo muy agradable y no dejar de comer 100 por ciento saludable, siempre bebe agua.

Al día siguiente:

4. Un vaso de sales a las siete de la mañana
5. Un vaso de sales a las nueve de la mañana
6. A las 11 puedes desayunar fruta o jugo verde. Si no despiertas a las siete, sigue el proceso con el horario que tengas. Seguirás evacuando y expulsando piedras.

Debes beber agua durante el proceso

Lo ideal es descansar ese día, lo más que puedas, comer lo recomendado, beber agua suficiente (un litro por cada 25 kilogramos de peso) y hacerte dos enemas de 38 o 39 grados para que se limpie perfectamente tu colon y no queden piedras atoradas.

Mi mejor recomendación es que los días cinco y seis estés en tranquilidad, viendo una película positiva, escuchando música, leyendo, descansando, meditando, esta desintoxicación es profunda y al limpiar estos órganos tan importantes tu cuerpo entero se sentirá maravilloso, más ágil, con más claridad mental, estarás en tu centro, la calidad de tu salud mejorará inmediatamente. Por favor, al terminar no regreses a los malos hábitos, trata de seguir porque también se va la grasa y algunos kilitos que pueden estar de más van a ir desapareciendo si sigues con buena alimentación.

Es importante que consumas los alimentos que te digo; tus órganos necesitan tener la mejor calidad de nutrientes para que no se vean perjudicados por otros productos durante este proceso, son como los de un recién nacido, limpios, y lo ideal es cuidarlos porque si comes lo que no está permitido puedes lastimarlos gravemente. Espera una semana más y poco a poco puedes ir introduciendo algunos alimentos, incluso proteína animal como el pescado.

Esta desintoxicación es tan profunda que me es difícil explicarla, cada quien la vive diferente, te puedo decir que es muy positivo todo lo que experimentas. Vas a tener más claridad en todo, es una desintoxicación completa de cuerpo, mente y espíritu, lo vas a comprobar y ya me contarás cómo te fue. Te ayuda a deshacerte de todo lo que no debe intoxicarte más en la vida; si saldrán cálculos o piedras que tenemos desde niños, de toda la vida, imagínate todo lo que se puede ir. Se pueden acabar hábitos, adicciones, sobrepeso físico y emocional, personas, ideas, pensamientos negativos, enfermedades, síntomas, dolores, angustias, qué te puedo decir. Me da emoción que puedas vivir esta experiencia y avances a un lugar mejor. Todo depende de qué tan importantes somos para nosotros mismos, en la medida en que nos amamos y respetamos vamos a ir logrando objetivos.

¿Quién eres?

Somos aquéllo en lo que creemos.
WAYNE W. DYER

Tal vez esta pregunta te parece extraña, pero es básica. Tenemos que descubrir quiénes somos para decidir el camino o los caminos que debemos tomar. Muchas personas —por no decir la mayoría— en algún momento vivimos historias que inventamos, hacemos lo que no queremos y obtenemos algo que no deseamos, ¿sabes por qué? Porque no somos nosotros mismos, porque estamos preocupados por las apariencias, por lo que la gente dice o lo que ven los demás en nosotros, y dejamos de vivir nuestra vida. Si hacemos lo que no queremos, jamás podremos obtener lo que verdaderamente deseamos, en todos los aspectos de la vida.

Lo importante es poder ser honestos, ser nosotros mismos, gozar y estar en armonía con nuestra vida, con nuestra salud, con nuestro cuerpo y con los seres que complementan nuestro camino.

Te invito a que decidas ser tú mismo, a que inicies haciendo lo que más te agrade, a que hagas cosas diferentes. Por ejemplo, si te levantas los domingos a las siete de la mañana, ahora levántate a las nueve o a las 10; o si despiertas a las 11 intenta hacerlo a las seis y disfruta lo que no has disfrutado todo este tiempo. Di sí a lo que decías ¡no! Prueba lo que jamás habías probado, sonríele a quien jamás le habías sonreído y, algo indispensable, en este momento, justo en este momento, regálate tres minutos, ve al espejo de tu lavabo —te acompaño—, obsérvate y regálate una sonrisa, toca tu rostro, tus labios, tu pelo y vuelve a sonreír, dile a la persona que ves ahí, que te da gusto verla, es una persona que necesita de ti, tu amor, tu comprensión, tu compasión, que no la juzgues más, y también tu sentido del humor. Esa persona que siempre ha estado y a quien pocas veces has observado o pocas veces le haces caso, es una persona con una gran intuición, sólo déjate sentir, reconócete, sólo siente. ¿Cuántas veces te habías observado detenidamente en tu espejo? Es importante reconocernos todos los días y sonreírnos siempre con el corazón y la mirada.

Yo me amo

Para amar o que alguien nos ame, primero necesitamos empezar a amarnos, la mejor relación que podemos tener es con nosotros mismos. Te invito a hacer un par de ejercicios muy lindos y fáciles para fortalecernos.

Frente al espejo y viéndote a los ojos por favor repite lo siguiente:

Hola, quiero que sepas que te amo, que todo el dolor que has venido cargando, en este momento se va a esfumar, llegó la hora de deshacerte de él. Eres un ser maravilloso, con defectos y virtudes que te hacen único. Aquí estoy para siempre, te conozco perfectamente, mejor que nadie, conozco tu corazón y tus pensamientos, conozco tus errores y tus debilidades, sé que tienes que perdonarte y sé a quién deberías decirle "te amo" justo en este momento. Y ¿sabes qué?, me reconozco en la profundidad de tus ojos y de tu corazón.

Bienvenido(a) a esta segunda oportunidad, iniciemos una vida nueva, sin historias innecesarias que cargar. Ahora repite 21 veces: "¡Te amo, (tu nombre)!"

El siguiente ejercicio es importante para equilibrarte y descansar, mis pacientes lo han hecho pensando en alguno de sus padres, parejas o amigos.

Te recomiendo que lo grabes en tu teléfono y le pongas *play* todo el tiempo que sea necesario.

A liberar

Busca un lugar donde puedas estar en tranquilidad y piensa con quién tienes que sanar una situación. Háblale a esa persona que necesitas acercar más, cede un poco, olvida y supera.

Toma tu tiempo. Puedes escribir, hablar en voz alta o con la mente. Imagina que estás frente a esa persona y aprovecha para curar la situación. Dile todo lo que tengas que decir, tal vez te duela la garganta y sientas que no puedes pasar saliva, respira y saca lo que tengas que sacar; llegó el momento de liberarte. Recuerda respirar despacio y profundo y sonríe contigo, todo estará mejor. No te quedes con nada, por favor.

Mi recomendación es que escribas o grabes en tu teléfono todo lo que le tienes que decir a esa persona y cuando termines lo leas en voz alta o lo escuches, si puedes decirlo de frente hazlo con tranquilidad y con amor. Perdona y perdónate. Todo lo que sueltes no volverás a cargarlo, será menos peso emocional, menos toxinas. ¡Sácalo!

En este momento, cruza tu brazo izquierdo hacia el hombro derecho y sobre éste el brazo derecho hacia el hombro izquierdo para que tu corazón quede más protegido. Vas a abrazarte con todas tus fuerzas, siente ese abrazo amoroso, cálido y con un deseo enorme de sentir protección, paz, confianza y alivio. Respira profundo sintiendo cómo se expanden maravillosamente tus pulmones, ahora exhala lento y con una gran sonrisa. ¿Cómo te sientes? ¿Mejor? Realiza esto cada vez que lo necesites, el mejor abrazo del mundo es el abrazo de nuestro amor.

Esa persona a la que estás abrazando y reconociendo, eres tú, y lo único que necesitas hacer es agradecer, perdonarte, perdonar, amarte y amar. Así, en ese orden, detén un poco el tiempo y agradece todo lo que necesites agradecer, no tienes límite, haz lo mismo para el perdón y el amor. Estar en tu centro, estar en equilibrio, hará automáticamente que todo lo que desees llegue a ti, no te preguntes cómo, créeme que llegará, ten confianza en ti, en Dios, en el Universo o como tú le quieras llamar; te ayudarán a obtener lo que necesitas, por favor ¡cree en ti!

Hazlo todos los días, decreta amor en tu vida, reconoce al ser humano hermoso que eres y ve disminuyendo el sobrepeso emocional. No cargues nada, ni tu pasado, con esta acción eliminarás poco a poco el peso de los bultos que no necesitabas cargar, te sentirás liberado y con un gran ánimo para ver lo maravilloso que tiene la vida para ti y así iniciar o reinventarte para una transformación. ¡Felicidades!

Repite los ejercicios cuantas veces lo necesites, tenemos que sacar lo que traemos de mucho tiempo atrás y que sólo sabemos nosotros. Te mando un fuerte "abrazo de oso", siéntelo, es muy fuerte, cierra tus ojos y siente tu corazón, y si quieres llorar, ¡adelante! Saca tus emociones, ¡libérate!

Agradecer: la llave maestra

No es que las personas felices sean agradecidas, son las personas agradecidas las que son felices.
ANÓNIMO

La historia de nuestra vida puede cambiar desde el momento en que decidimos dejar de quejarnos por situaciones que sólo nos quitan energía, tiempo y paz; todo puede cambiar de una forma mágica si somos agradecidos. Es muy sencillo, el estrés del día a día nos hace ser monótonos, actuar como robots al realizar nuestras actividades si no tenemos una buena motivación, si no existe algo que nos inspire a cambiar la forma de hablar, de caminar, de comer o de amar. Si tenemos suerte, en algún momento llega a nosotros la palabra *reinvéntate*. Y suena interesante hacerlo, nos empezamos a preguntar: "¿Qué hago para reinventarme? ¿Me corto el pelo?, ¿me quito la barba?, ¿adelgazo diez kilos? ¿Por dónde inicio?". Te voy a decir por dónde creo que debes empezar: por ver lo bueno que tienes en la vida, la parte positiva, si no lo haces tú, ¿quién lo va a hacer por ti? ¡Nadie!

¿Cuántas veces has pensado en el trabajo que hace cada uno de tus órganos vitales para que funciones diariamente? Iniciamos con un órgano: el corazón; date unos segundos en paz, contigo, y escucha cómo palpita, cómo a pesar de todo está ahí, contigo, en las buenas y en las malas, es el único órgano del cual jamás he escuchado que se enferme de cáncer, ¿no te parece hermoso? Te emocionas y se quiere salir de tu cuerpo por tu felicidad, estás afligido y casi no te das cuenta de que está contigo, pero ahí está, trabajando para ti. Concéntrate unos segundos y agradécele lo que hace por ti, es parte de ti, y así como el cabello se corta, se pinta o se peina, el corazón necesita una caricia desde tu alma.

Tus pulmones, ¡wow! Todos los días respiras y algunos otros suspiras de amor o nostalgia, te hacen descansar, te relajan las respiraciones; también deberías sentirlos, es importante que de la forma en que tú quieras les agradezcas su funcionamiento, ahora mismo respira profundo, despacio, disfruta y siente, sólo siente.

Ahora tú puedes iniciar el agradecimiento a tus piernas, lo que hacen, lo que cargan, tus manos, tus brazos, tus ojos, tus oídos, tus dedos, en fin, cuántas bendiciones tenemos y no las agradecemos. Y como dicen por ahí, cuando algo no funciona es cuando lo valoramos.

No esperes llegar a ese punto, esto sólo es un ejemplo de lo que normalmente no se agradece. Todos los días desde tu cama, tu baño o tu coche, agradece la comida, tu jugo verde, el café que tanto te gusta, tu pareja, tus hijos, tu trabajo, tus amigos y, por supuesto, tu salud. Es cuestión de empezar a ver la vida positiva, de otro color, porque la felicidad está dentro de ti, no depende de nadie más.

Cuando agradecemos de corazón, la vida se hace más hermosa, nunca dejes de agradecer las atenciones o favores que por alguna razón recibes. Una llamada, un mensaje, un correo electrónico o, mejor aún, una nota escrita a mano, pero siempre agradece. Y si no alcanzaste a agradecerle a alguien que falleció, no te limites, escríbele una carta desde lo más profundo de tu corazón, léela y vuélvela a leer, imagina que está frente a ti y libérate, avanza un escalón más, no te detengas y siéntelo, siente la paz que te dará hacerlo. Esto es una herramienta para tu transformación, transfórmate en amor y créeme que todo estará mejor.

Meditación: terapia para el alma

Más grande que la conquista en batalla
de mil veces mil hombres,
es la conquista de uno mismo.
BUDA

Meditar para mí era una palabra y una acción lejana, no veía cuándo ni cómo podría hacerlo; sin embargo, un amigo me dijo: "Eres una mujer muy activa, desbordas energía, si meditas por lo menos 15 minutos por la mañana vas a canalizarla mejor y tendrás más claros tus propósitos". Pero, ¿cómo meditar?, ¡no me concentro! Me pasan 1356 ideas por la cabeza y quiero hacer 1357. ¡Qué difícil! Pasaron unos meses y recordé lo que me dijo, me senté y traté de estar en paz, fueron muchos intentos fallidos, después cada uno fue mejor que otro, hasta que por fin lo logré.

Meditar es regalarme esos minutos que sólo son para mí, cuando no timbra el teléfono ni llegan mensajes, cuando el paraíso es para mí. Meditar me ha ayudado a tomar decisiones, a ver las cosas más claras, a estar más tranquila en días o semanas difíciles y, aunque no soy la mejor, me funcionan los minutos que celosamente me regalo con amor.

Recuerdo que en un inicio ponía incienso, velas, música, mi cojín, en fin, todo lo ponía agradable para apapacharme; sin embargo, entendí que para meditar lo único que necesitamos es desearlo, no importa el lugar ni la hora, aunque te seré sincera, si te organizas y lo haces antes de iniciar tus actividades del día, ves las cosas de otro color. Si tu día está muy activo, regálate 10 o 15 minutos antes de la comida, estarás mejor para recibir tus nutrientes y sentirás cómo verdaderamente fluye la vida. Y las velitas y el incienso, cuando puedas, son parte del apapacho.

Meditar nos ayuda a equilibrar nuestras emociones, a sentir, a escuchar nuestro cuerpo, a estar en equilibrio y poco a poco a dejar de escuchar a la loca que nos acompaña todo el día: la mente. Es un momento de paz, donde en un principio se te cruzan las ideas, pensamientos, estornudos, dolor de estómago, sientes comezón, se te duerme la pierna, en fin, pasa de todo. Pero en el momento en que estás consciente de lo que deseas, de lo que requiere tu cuerpo, lo que necesitas es simplemente desconectarte. Créeme que todo se empieza a ordenar en ti para que disfrutes el momento. Te empiezas a soltar y de pronto los pensamientos que se querían quedar se van esfumando hasta que te encuentras en completa armonía, en perfecto equilibrio contigo, en paz.

En lo personal, me gusta meditar en posición de loto pero muchas veces lo hago acostada, simplemente me dejo ir. Ahora podría meditar en un pequeño balcón frente a una de las avenidas más transitadas y no escucho nada, me desconecto sin problema alguno.

Puedo decirte que los beneficios de meditar son muchos, sobre todo reduce el estrés, los dolores desaparecen o disminuyen, relaja el cuerpo y te hace sentir que te mueve el viento, te sientes más ligero. He podido comprobar que en momentos difíciles meditar es como un bálsamo para mí, me ayuda a tener claridad en el siguiente paso de mi vida, me da seguridad y se me agudiza la intuición notablemente. Te recomiendo que pruebes en el momento en que sientas que debes probar, yo me tardé mucho tiempo en decidirme y cuando lo hice me di cuenta de que fue el momento justo en el que debí hacerlo. Sin duda, el momento perfecto te llegará. No desesperes, inténtalo y vuelve a intentarlo, es una terapia hermosa para el alma.

Mis recomendaciones para que puedas meditar son:

- Elige una hora del día donde puedas estar más tranquilo.
- Usa ropa cómoda.
- Acuéstate o siéntate de una forma confortable pero trata de que tu espalda esté derecha.
- Inhala y exhala lentamente 10 veces por la nariz.
- Inhala profundamente y exhala todo por la boca, cinco veces.
- Disfruta, déjate ir.
- Iniciar con meditaciones guiadas puede ser más fácil.

En un principio vas a contar las respiraciones, después lo harás automáticamente y crearás tu propio estilo para meditar. También puedes meditar saliendo a caminar a donde te sea posible, cerca de tu casa, un parque, la montaña o el mar, déjate llevar y sólo siente.

Lo anterior son recomendaciones para comenzar y, si quieres hacerlo cada vez mejor, descubrir los niveles espirituales a los que puedes llegar, podrías informarte porque existen interesantes métodos para lograrlo.

En el proceso de una transformación es maravilloso meditar, sentirte en plenitud con sólo estar contigo mismo, antes de un cambio de alimentación o de tomar decisiones que involucran a las emociones, equilíbrate, será una gran experiencia, inténtalo.

Los dos mundos

El bienestar, el placer y la alegría están en la mente y en el corazón de la persona y no en el mundo físico. La mayoría de nosotros vivimos en los mundos del Hacer y del Ser. El primero se preocupa por convertir nuestra vida en una vida cómoda, por cubrir necesidades y expectativas, pero este camino difícilmente nos llevará a la verdadera felicidad, pues cuando se resuelve un problema aparecerá otro, cuando se logra un objetivo se impondrá otro. Y el mundo del Ser es lo más profundo de nosotros, nuestro verdadero interior, nuestra naturaleza, y se manifiesta con el silencio, la libertad y amor, vivir así nos ayuda a estar en paz, a tener contacto con lo que valoramos, bondad, perdón, esperanza, compasión, caridad y el amor. Decide reencontrar a ese Ser maravilloso que siempre ha habitado en ti, nunca será tarde para reencontrarte, ahora Tú decidirás a qué mundo entregar tu vida.

Te invito a leer con conciencia esta parte del libro, estoy segura que podrás ayudar a alguien a recuperarse y salvar su vida.

Trastornos alimentarios

Los principales desórdenes alimentarios —anorexia, bulimia, atracón compulsivo— afectan en mayor grado a las mujeres de entre 10 y 20 años y son enfermedades mortales. Estamos expuestos a campañas publicitarias que han dictado durante años que estar en extremo delgados es sinónimo de belleza; al contrario, lamentablemente es sinónimo de enfermedad y a veces de muerte.

Infinidad de personas, sobre todo mujeres, en todo el mundo han sufrido al no estar conformes con su cuerpo, tienen problemas de aceptación, baja autoestima y por no estar informadas corren el riesgo de morir por querer pertenecer y satisfacer a la sociedad con una imagen errónea y absurda de delgadez. Un porcentaje muy bajo de las personas con anorexia nervosa o bulimia ha visitado a un profesional de la salud por sus problemas con las emociones y la salud mental.

También se ha manifestado en mujeres maduras que no aceptan envejecer con dignidad, y quieren imitar a una hija de 20 años delgada. Hacen dietas extremas, donde la palabra comer no existe, y demuestran un bajo nivel de autoestima, pues es radicalmente diferente un cuerpo alimentado, sano y ejercitado a un cuerpo que sufre por no tener los suficientes nutrientes.

Por lo regular, las personas con trastornos alimentarios no reconocen ni admiten que están enfermas. Como resultado, pueden resistirse fuertemente a empezar y permanecer en tratamiento. Es indispensable que la familia u otras personas de confianza puedan ayudar a que lo reconozcan y reciban el cuidado y la rehabilitación necesarios.

Los trastornos alimentarios pueden ser exitosamente tratados si se detectan a tiempo, cuanto más pronto se diagnostiquen y se traten, con mayor probabilidad los resultados serán mejores. Los tratamientos implican cuidado y revisión médica, estudios psicológicos, asesoría nutricional y, algunas veces, control con medicamentos.

No está comprobado que las dietas son la causa exclusiva de los Trastornos de Conducta Alimentaria (TCA); sin embargo, están fuertemente ligadas a éstos. Como padres conscientes debemos eliminar la cultura de las dietas extremas y disfuncionales.

Signos y síntomas de posible Trastorno de Conducta Alimentaria (TCA)

- Buscar libros y páginas en internet sobre cómo bajar de peso.
- Decisión súbita de volverse vegetariano.
- Hacer sólo una comida saludable al día.
- Se baña varias veces al día (para vomitar durante el baño), especialmente después de comer.
- Número inusual de episodios de diarrea o aparentes infecciones intestinales.
- Se salta comidas.
- Faltan en casa grandes cantidades de comida.

Signos y síntomas que indican que una persona debe buscar ayuda profesional inmediatamente

- Se salta comidas o hace ayunos.
- Se niega a comer con la familia.
- Hay ausencia de dos periodos menstruales.
- Empieza a perder considerablemente peso
- Hay episodios de atracón.
- Hay episodio de purgación.
- Consume pastillas de dieta o laxantes.
- Hace ejercicio excesivo (más de una hora al día) y pierde peso.
- Se niega persistentemente a comer cualquier comida que no sea "de dieta".

- Se niega a que otros preparen la comida que se va a comer.
- Cuenta calorías o controla porciones en extremo.
- Se niega a comer con amigos.

Anorexia nervosa

La anorexia nervosa es probablemente el más popular y más estudiado de los TCA, desde el siglo pasado ha atravesado por varias fases de estudio hasta ser postulada en la actualidad como una enfermedad mental grave de base biológica. Es un comportamiento alimentario que lleva a una marcada pérdida de peso, a un miedo intenso y psicopatológico a engordar, y a consecuencias físicas como la desnutrición.

La persona que tiene anorexia nervosa, usualmente inicia con una dieta voluntaria. En algunas ocasiones puede no manifestar que quiere hacer dieta, pero disminuye las cantidades de lo que come y cuando la enfrentan contesta con evasivas o diciendo que no tiene hambre.

La anorexia nervosa tiene el número de muertes más alto de todas las enfermedades psiquiátricas, según el Rango de Mortalidad Standarizado (RMS) que compara el rango de muerte de la enfermedad en cuestión con el rango de muerte de la población general.

Bulimia nervosa

La preocupación por su peso y su figura son intensos, y tienen fuertes sentimientos de baja autoestima, su autocrítica es muy severa y experimentan muchos sentimientos de poca valía, por ello es fácil que se involucren en conductas de riesgo, por ejemplo, con el alcohol, drogas o sexo.

La bulimia nervosa es muy discreta, ya que a diferencia de la delgadez extrema de la anorexia nervosa, que puede ser más fácil de identificar, los pacientes que padecen bulimia nervosa tienden a tener peso normal o incluso ligeramente elevado.

Las complicaciones médicas son muy variadas y dependen en gran medida del acto purgativo que esté llevando a cabo la persona. Al igual que la anorexia nervosa, afecta cada órgano, cada sistema y cada célula del cuerpo. Puede manifestarse como alteraciones en líquidos y electrolitos, anemia, fatiga, depresión, ansiedad, alteraciones digestivas, hormonales, en los dientes y piel seca, entre muchos otros.

Signos de alerta

Encontrar envolturas de alimentos que indican que hubo un consumo incrementado de comida.

Evidencia de comportamientos purgativos como ir al baño inmediatamente después de comer, bañarse después de comer o entre comidas, olor o restos de vómito en el baño, encontrar empaques de laxantes, diuréticos o medicamentos para bajar de peso.

- Inflamación de la cara en el área de la quijada.
- Lesiones o callosidades en nudillos de las manos.
- Conductas que indiquen que el peso y la figura se están volviendo un problema.

Trastorno por atracón

Para definir esta enfermedad tenemos que distinguir entre comer de más y tener un atracón. Un atracón se caracteriza por comer una gran cantidad de comida con la sensación de pérdida de control de lo que se come; éste es el punto central, lo diferencia de comer de más o de complacerse con la comida.

La gran mayoría de la gente que tiene atracones no tiene un problema ni un trastorno alimentario. Su atracón es ocasional, no involucra cantidades exageradas de comida y no altera su vida ni su salud física ni mental. Por otro lado, hay un grupo de personas cuyo atracón afecta en mayor o menor grado su calidad de vida, sus atracones son frecuentes, generan mucho estrés y afectan su salud física; esto es un problema alimentario.

La vida es tan hermosa como la quieras ver, ser feliz lo decides tú, nadie te hará feliz más de lo que te puedes hacer tú, valórate y valora tu vida, el equilibrio es lo más sano, no te contamines con la basura que podemos recibir en las campañas publicitarias sobre la apariencia física, no consumas medicamentos para bajar de peso, que tienen grandes efectos secundarios de los cuales no te podrás zafar el resto de tu vida, por ejemplo, volver a engordar como nunca después de haber bajado considerablemente de peso con la ayuda de alguna pastillita "milagrosa".

Si tienes un amigo o familiar o te identificas con algún trastorno de la conducta alimentaria busca a un especialista, puedes pedir asesoría en Comenzar de Nuevo A.C. Estas son enfermedades mortales y si las detectamos a tiempo podemos tener esperanza.

LOTS
— of —
LOVE

El mundo detrás de los Trastornos de Conducta Alimentaria (TCA)

Marisa Fernández de García
Presidenta y fundadora de Comenzar de Nuevo A.C.

Un TCA es una enfermedad vieja para la historia, nueva para la ciencia y presente en nuestra comunidad. En la década de los noventa, los medios de comunicación se hacen presentes con una nueva imagen representando un cuerpo "ideal" que pronto derivaría en el ejemplo a seguir.

Sabemos que la comida puede representar el hecho de experimentar un buen bocado, festejar un triunfo, hacer algo saludable por el cuerpo o pasar un tiempo agradable con la familia o amigos. Muchos eventos sociales como las fiestas y reuniones involucran a la comida, pero para otras personas, refiriéndome a quienes sufren algún TCA como anorexia, bulimia o comedor compulsivo, el hecho de comer puede involucrar muchos otros sentimientos. El miedo intenso a ganar peso y los pensamientos constantes acerca de la comida y de las consecuencias del comer se vuelven una obsesión para quienes sufren este tipo de enfermedades.

La anorexia nerviosa se caracteriza por la autoinanición (auto negarse la comida) y la pérdida excesiva de peso hasta llegar a niveles peligrosos para la vida y la salud. La anorexia nerviosa puede diagnosticarse de distintas maneras, incluyendo la constante preocupación por la figura y el peso, estar un 15 por ciento por debajo del peso normal, el miedo intenso al aumento del peso, la distorsión de la imagen corporal y la pérdida de tres periodos menstruales consecutivos.

La bulimia nerviosa se caracteriza por ciclos de atracones incontrolables seguidos de un sentimiento de culpa que los lleva a la purgación de las calorías a través del vómito, diuréticos, laxantes, ayuno, ejercicio excesivo y otros métodos.

El trastorno del atracón o también conocido como "comedor compulsivo", se caracteriza por periodos de ingesta incontrolable de gran cantidad de alimento, pero a diferencia de la bulimia, no hay purgas pero sí ayunos esporádicos o dietas repetitivas. La ingesta incontrolable, que en su mayoría es sin hambre, es debida a la ansiedad, frustración o soledad, aburrimiento o desesperación. Comen sin hambre hasta sentir que ya no pueden.

Trastornos de la Conducta Alimentaria no Específicos (TCANES)

Una persona no tiene que ser diagnosticada con anorexia, bulimia o trastorno por atracón para tener un TCA. Una persona con TCA puede tener una combinación de síntomas y signos sin llegar a cubrir todos los criterios completos.

Las consecuencias en la salud son tanto físicas como mentales, tales como daños en hígado y riñones, osteoporosis, pérdida de músculo, riesgos que afectan al corazón, infertilidad, cabello y piel seca, en el peor de los escenarios puede llevarte a la muerte si no es tratada oportunamente.

Estas enfermedades se presentan principalmente entre jóvenes de 12 a 25 años, aproximadamente, el 85 por ciento son mujeres y el otro 15 por ciento hombres. Es importante entender que estas enfermedades, aunque afectan al cuerpo físico, son psiquiátricas y mortales, y tienen que ver directamente con la autoimagen y auto-estima. Las personas que sufren un TCA tienen una imagen corporal negativa de sí mismos. Ésta incluye tener una imagen distorsionada de su figura, percibir partes de su cuerpo distintas a lo que en realidad son. Estar convencido(a) de que su figura o talla simbolizan fracaso y de que sólo otras personas son atractivas. Sentirse avergonzado(a), ansioso(a), incómodo(a) y extraño(a) de su propio cuerpo.

Los TCA son condiciones complejas que emergen de la combinación de factores biológicos, emocionales, psicológicos, interpersonales y sociales. La depresión, ansiedad, soledad, baja autoestima, presiones y normas culturales, problemas familiares y relaciones personales también contribuyen a su desarrollo. Las dietas, el atracón y la purgación son mecanismos para manejar emociones dolorosas y sentir control de la propia vida.

Un TCA se debe tratar integral y multidisciplinariamente por especialistas para lograr resultados efectivos, así como brindar especial atención y cuidado en todo su tratamiento.

Prevenir los TCA es una tarea creciente por parte de muchas instituciones, escuelas, profesionistas y padres de familia. Una de las mejores maneras para prevenir esta enfermedad es mantener informada y educada a la población en general de las terribles consecuencias que puede ocasionar si no son tratadas oportunamente por un especialista. Conocer estas enfermedades y saber el peligro que corren al padecerlo, impulsa a muchas personas a no irse a los extremos y comer una dieta balanceada o hacer ejercicio moderado. Al mismo tiempo se crean actitudes positivas hacia la comida, imagen corporal, autoestima y peso.

¿Cómo podemos ayudar a alguien? Aprendiendo todo lo que podamos sobre los TCA, leer libros, artículos, acudir a conferencias; conocer las diferencias entre los mitos y realidades de la alimentación y el ejercicio, revisar información científica y médicamente aprobada para respaldar tus argumentos, comunica tus preocupaciones, busca ayuda, no esperes a que la situación se salga de control y la vida de tu amigo(a) esté en peligro. Habla con alguien de confianza o un profesional. Esta persona necesita el mayor soporte y compresión posible de la gente cercana a él (ella).

Los TCA no son modas pasajeras ni se decide tenerlos, son enfermedades que no perdonan edad, sexo ni condición social, son enfermedades que deben tratarse y que pueden deteriorar gravemente la calidad de vida. Si crees que alguien padece algún TCA, no dudes en recomendar a Comenzar de Nuevo A.C. para encontrar la esperanza que te va a llenar de vida.

Es de suma importancia lo que acabas de leer, hay muchas personas que pasan por estas enfermedades y no saben lo peligrosas que son, espero que si conoces o identificas en ti algunos de los síntomas consultes a un especialista o pidas información en Comenzar de Nuevo A.C. para que te guíen sobre qué y cómo tratar correctamente el caso.

*Gracias, Marisa, por compartir tu experiencia
para combatir estas enfermedades*

Capítulo 4

Enfrentando
y avanzando

Cuando tomas control
de tu alimentación
te alejas de las enfermedades,
los doctores y los hospitales.

Rebecca Solano

Sobrepeso emocional

Subir de peso no es sólo cuestión de un desequilibrio en la alimentación y de no ejercitarte, también tiene que ver con las emociones. Es increíble cómo todo está relacionado, si nos sentimos bien, si amanecimos contentos, tristes o enojados nuestra indumentaria va a reflejar esa emoción, independientemente de que con el rostro o la mirada lo podríamos manifestar. ¿Y qué crees que puede pasar con cada una de tus células, con tu organismo? Las células también se ven afectadas, el estrés, tus emociones, tus pensamientos, generan toxinas en el cuerpo, y estas toxinas no se van a liberar tan fácilmente.

Debemos poner atención, trabajar en nosotros, dejar ir lo que no debe quedarse, no preocuparnos, todo se arregla y lo que no se puede arreglar ni para qué preocuparse. Lo mejor es ocuparnos en darle valor a nuestra vida, a lo que somos, a lo que verdaderamente importa.

Por muchos años los hombres gruesos fueron considerados fuertes, sanos y ricos, ahora este orden está invertido: cuando se tiene obesidad las personas reflejan debilidad, tristeza, depresión y mala salud. Es por eso que debemos poner atención, saber qué historias del pasado nos evitan evolucionar, trabajar en eso y así sentirnos mejor, tener ánimo y llegar a nuestro peso ideal, trabajar en nosotros mismos y eliminar los productos que nos están limitando para salir del círculo vicioso, eso sería una solución.

Si te identificas con algo de lo que dije aquí, busca ayuda, lo más importante en la vida eres tú, si tú estás bien, créeme que todo lo que te rodea empezará a mejorar, te mando un abrazo. Investiga o visita profesionales en psicología, *tapping*, *thetahealing*, *deeksha*, *coach* espiritual, y trata de no cargar más.

Libera tus emociones, busca el equilibrio interno y quiérete.

Las pastillas para adelgazar te pueden matar

Cada inicio de año, o cuando llegan fechas importantes para celebrar, se piensa en estar delgado, en bajar de peso y de inmediato en una dieta o en un suplemento mágico para adelgazar. Cuidado, esto te puede llevar a la muerte.

Podría hacer un libro de seis tomos con las historias de personas que han hecho dietas que terminan con su sistema hormonal y metabólico, o que han consumido pastillas para adelgazar de las cuales no conocen los efectos secundarios. Ninguna de estas historias han sido positivas o con un final feliz, cada una tuvo diferente grado de peligrosidad, pero absolutamente todas han sido historias de fracaso, tristes, y en muchos casos las personas no podrán reestablecer su organismo.

Seguramente vas a identificarte o recordarás a alguien cercano a ti con este tipo de problemas.

Algunas personas, por el descontrol metabólico, desarrollaron diabetes, y bueno, los problemas que los medicamentos te heredan son infertilidad, depresión, ansiedad, caída del pelo y de dientes, cándida, una gran intoxicación del hígado, presión alta, insomnio, sabor a metal y sequedad en la boca. Y lo que nadie se espera, el organismo se queda como en pausa, no puede bajar de peso nunca o difícilmente baja un poco, además, de la nada y por cualquier cosa ganan más peso. Para la mayoría es inexplicable por qué quedan así después de haber consumido algunas pastillas para adelgazar y la razón es que el organismo se intoxicó y sus sistemas se atrofiaron, pues no está preparado para esto, nuestro cuerpo es tan perfecto que con verdaderos nutrientes responde mejor (recomiendo hacer desintoxicación de hígado y vesícula).

La presión social, la falta de información y los medios de comunicación influyen en que muchas personas se sientan fuera de un círculo social por no ser delgadas, al querer pertenecer creen que cambiando su apariencia a costa de lo que sea van a encontrar su felicidad o la aceptación de algún grupo. Y eso es absolutamente falso. Buscan alternativas fáciles y todas de gran peligro.

Primero empiezan con laxantes para evacuar constantemente, con lo cual pierden su flora intestinal, indispensable para mantenernos saludables pues ayuda a que funcione el intestino, nos ayuda a que evacuemos bien y tengamos siempre una buena digestión. Lo que están haciendo estas personas es deshidratarse, no se alimentan, aparecen las enfermedades y el organismo empieza a descompensarse.

Después consiguen el nombre de la "pastilla mágica" que vende el "doctor", que no es más que un charlatán que no se atreve a dar el nombre de las pastillas que prescribe porque sabe perfectamente el daño que hacen. Muchos de estos charlatanes se hacen llamar doctor, nutriólogo o entrenador con certificación; lo importante es que desde un principio preguntes y estés alerta de los síntomas o efectos secundarios que estos suplementos dietéticos te causan, con seguridad te dirán: "No te pasa nada, vas a ver cómo vas a adelgazar", te aseguran que lo lograrás y por la presión que tienes atentas contra tu vida. Tienen tanta culpa como sus pacientes, porque todos sabemos que no es recomendable consumir drogas que no están autorizadas y que traen consigo graves efectos secundarios.

Conozco varios casos de personas que han sufrido infartos al miocardio, cuya tiroides no funciona como debe ser y que a base de una gran dosis de medicamento la ponen en marcha pero a medias, y todo gracias a la desesperación que se tiene por adelgazar sin información.

En ningún momento y bajo ninguna circunstancia te recomiendo consumir suplementos dietéticos, la única solución es desintoxicar tu organismo, tu intestino, a base de sana alimentación, te aseguro que llegarás a tu peso ideal.

¿Por qué no adelgazo?

En su mayoría, las personas que quieren adelgazar tienen diferentes síntomas o enfermedades y se acostumbran a vivir así, las razones pueden ser haber consumido por mucho tiempo suplementos para adelgazar o medicamentos que han intoxicado el organismo a tal grado que no responde, se bloquea. Las enfermedades o síntomas pueden ser mal humor, inflamación, gastritis, acidez, reflujo, dolor de cabeza, migraña, gases, mal aliento, flojera, depresión, ansiedad, problemas de tiroides, gota, diabetes, hipertensión, Alzheimer, Parkinson, cáncer, sinusitis, en fin, todo lo que te puedas imaginar. Lo importante es limpiar para empezar a ver cambios.

Saber por qué no adelgazas es muy importante; para hacer algo diferente y lograr el objetivo tenemos que descubrir qué está pasando, si realmente le estás echando ganas o si estás a medias, si quieres pero no te decides o si te identificas con algo de lo que te muestro a continuación.

Tenemos que lograr un balance ácido-alcalino para lograr objetivos. Cuando nuestro organismo es ácido se manifiestan todos estos síntomas o enfermedades. Si decides hacer algo por ti y tienes información es muy fácil iniciar y experimentar los cambios maravillosos que sucederán. Ánimo, vas a ver cómo te va a cambiar la vida muy pronto.

LOTS
— of —
LOVE

Capítulo 5

Herramientas básicas

Cuando se elimina el gluten,
el estado de ánimo cambia para bien,
la salud mejora, los antojos dulces
disminuyen o desaparecen y se puede
llegar fácilmente al peso ideal.

Rebecca Solano

¿Bebes agua o crees beber agua?

No beber agua deshidrata nuestro organismo e impide eliminar toxinas y hace más difícil los procesos de digestión y para adelgazar, ahora, si crees que estás estancada por no beber agua inicia hoy mismo, por favor. Lo que yo recomiendo es beber un litro por cada 25 kilogramos de peso.

Si de pronto te ha pasado que tienes sed, es que estas deshidratada, no deberíamos experimentar la sed cuando bebemos suficiente agua.

El tema del agua es un gran tema, lamentablemente es difícil que podamos tener una buena calidad de agua cuando abrimos la llave del agua de la casa o cuando compramos una botella con agua. Qué difícil es esto, pero así están las cosas, el agua de la llave tiene cloro y fluoruro, estas sustancias supuestamente se usan para matar bacterias, el fluoruro ahora es usado como blanqueador, mata las bacterias en las albercas, se usa para pesticidas y solventes. Entonces ¿qué agua puedes beber? La mejor opción es filtrar el agua de tu casa con un filtro de osmosis inversa, estos limpian el agua de los contaminantes dejando agua pura, este filtro es muy bueno para eliminar el fluoruro del agua de la llave.

Para saber qué cantidad de agua necesitas beber también puedes observar el color y el olor de tu orina, si tiene un color casi transparente o transparente, sin olor, estás bien, pero en la medida que esté amarilla clara o fuerte o un color turbio y aparte de esto percibes olor, debes de beber agua, tu cuerpo está deshidratándose y, con esto, bienvenidas las infecciones urinarias y otras enfermedades.

Beber agua calma la sed, es lo mejor para el organismo, si aún eres de las personas que beben refresco te invito a probar dos semanas sin beberlo, te aseguro que te vas a sentir mucho mejor, tu inflamación irá disminuyendo, porque bueno, tal vez no te das cuenta, pero estás inflamada gracias a estos refrescos que revolucionaron el mundo causando tanto desequilibrio; el hábito de beber refrescos de soda regulares o dietéticos no benefician en nada nuestra salud, no quitan la sed, estos son algunos efectos secundarios: caries dental, insomnio, trastorno de déficit de atención, osteoporosis, piedras en el riñón, por mencionar algunos. Si puedes evitar que tus hijos consuman esto, ya tienes la información, está en ti tomar la opción.

Tener estreñimiento provoca la acumulación de toxinas y con esto inflamación, fatiga y el rápido desarrollo de muchas enfermedades, por no decirte que todas. Beber un litro de agua con unas gotas de limón por cada 25 kilogramos de peso te ayudará mucho.

¿Te alimentas bien?
¿Incluyes suficientes verduras y germinados diariamente?

La mayoría de las personas no adelgazamos simplemente porque no tenemos una alimentación sana, porque incluimos productos procesados que no sabemos cómo se hicieron, infinidad de sustancias que no sabemos ni pronunciar. Recuerda esto por favor, si tu abuelita no sabe qué es, te aseguro que no es un buen alimento. La comida real no tiene ingredientes, la comida real es el ingrediente. Disfruta los alimentos naturales y te aseguro que verás un cambio inmediato en tu salud y en tu peso.

Cuando se tiene un número elevado de parásitos, el cuerpo automáticamente aumenta la producción de grasa para protegerse de los tóxicos. Si no tomamos suficiente sol tenemos deficiencia de vitamina D, encargada de generar la sensación de saciedad cuando se ha consumido suficiente grasa, lo que hace que estemos siempre hambrientos; tomar de 10 a 15 minutos de sol tres veces a la semana es suficiente para activar esta vitamina, el sol debe dar sobre la piel de la cara, los brazos, la espalda o las piernas, sin protector solar. Es increíble cómo todo va relacionado.

El hipotiroidismo (baja producción de la glándula tiroides) produce sobrepeso, ya que el metabolismo disminuye y el cuerpo quema pocas grasas para producir energía. Los síntomas son obesidad, fatiga, sensación de frío, pérdida de las cejas, piel seca, caída del pelo, estreñimiento, dolores musculares y uñas quebradizas. Hacer un perfil tiroideo es muy recomendable.

Cándida

La cándida es una levadura que siempre ha existido en el ser humano, pero que en nuestros tiempos se ha reproducido aceleradamente y ha dañado al sistema inmunológico. Es un organismo unicelular que se reproduce asexualmente, vive de los azúcares y tejido muerto del cuerpo, si no se elimina rápido su fuente de alimentación se reproduce monopolizando sistemas nervioso, inmune y digestivo en poco tiempo, se ha relacionado también con enfermedades autoinmunes como esclerosis múltiple, lupus y artritis reumatoide.

Tener hongos en nuestro organismo es natural, pero debemos estar alerta y no tenerlos en exceso porque llegan las complicaciones, por ejemplo, cuando se tiene candidiasis es casi imposible adelgazar y suele producir hipoglucemia. La cándida produce más de 70 sustancias tóxicas diferentes en nuestro cuerpo; todos la tenemos en mayor o menor grado, nacimos con ella, pero es importante que no supere el 10 por ciento de nuestra flora intestinal o vaginal. El uso excesivo de antibióticos, cortisona o anticonceptivos, elimina casi totalmente las colonias de bacterias buenas, que son las que mantienen hongos, como la cándida, bajo control; los antibióticos no destruyen hongos, sólo bacterias.

Tener cándida es un verdadero obstáculo en los intentos para adelgazar o embarazarse, las mujeres la sufren en mayor medida porque la hormona estrógeno estimula su crecimiento hasta 12 veces más rápido.

La cándida es difícil de erradicar, se alimenta de azúcares, por lo que hay que evitar toda clase de productos con azúcar, harinas, almidones y cereales; también necesita metales pesados para sobrevivir como el mercurio, por eso es imprescindible extraer los empastes metálicos de la boca, compuestos en un 50 por ciento de mercurio, y después hacer una desintoxicación.

¿Te has preguntado por qué no vas al baño como debe ser, por qué te duele la cabeza o por qué no te has podido embarazar? Estos son algunos de los síntomas: fatiga, mala memoria, estreñimiento, diarrea, pérdida de deseo sexual, gases intestinales, psoriasis, irritación vaginal, cambios de ánimo, boca seca, mal aliento y dolor de articulaciones; si te identificas con tres de estos síntomas podrías tener cándida.

Para saber si puedes tener cándida o no, te voy a compartir esta prueba casera, aunque lo mejor es que te la hagan en un laboratorio. Antes de dormir pones un vaso con agua en tu mesa de noche y al despertar antes de lavarte la boca escupes en el vaso tu saliva. Si esta saliva se baja, hace turbia el agua o suelta hilos de la superficie hacia abajo puedes tener cándida, si permanece en la superficie sin moverse durante 30 minutos no tienes o tienes probablemente un bajo nivel.

¡La buena noticia es que puedes combatir la cándida comiendo saludable! (véase la tabla de las páginas 118-119). Lo mejor es *comer vivo* o crudo, si no puedes te voy a decir la lista de alimentos libres de almidón y otros que puedes consumir: arúgula, bok choy, hojas de betabel, repollo o col, zanahoria (nunca cocida), apio, cebollines, collard greens (berza) nunca cocida; endibia, escarola, hinojo, jícama, col rizada, puerro, lechugas, okra (vegetal que estabiliza los niveles de azúcar en la sangre), perejil, rábano, germinados, acelga, nabos y berros.

Los antioxidantes

Es muy importante tener esto presente. Los antioxidantes son moléculas que nos ayudan a estar en mejor condición de salud, inhiben la oxidación de otras moléculas y también producen enzimas.

Alimentos que puedes consumir si tienes cándida

Vegetales blanqueados o ligeramente cocinados*
(crujientes)

Espárrago, brócoli, col de Bruselas, coliflor, habas verdes, pimientos rojos, amarillos o naranjas, y calabaza.

Cómo blanquear vegetales

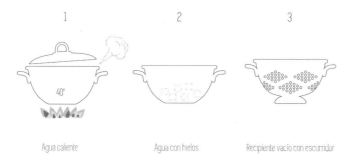

1	2	3
Agua caliente	Agua con hielos	Recipiente vacío con escurridor

- Pasar los vegetales por el recipiente 1, de cuatro a cinco segundos.
- Pasar los vegetales por el recipiente 2, tres segundos.
- Dejar escurriendo.

Semillas

Lino, girasol, calabaza, almendras —en leche de preferencia—, quinoa, mijo y amaranto (previamente remojadas).

*El blanqueado es un proceso de semicocción de los vegetales para no perder sus enzimas y nutrientes.

Algas marinas

Alga *dulse*, hijiki, kelp, kombu, nori y wakame.

Frutas

Las debes comer frescas y sin endulzar: lima, limón, coco, arándanos, goji berries, toronja, frambuesa, manzana, naranja, pera, ciruela y granada.

Frutas con moderación (yo las evitaría)

Durazno, plátano, aguacate, dátil, higo, uva, kiwi, mango, melón, papaya, piña y tomate.

Hierbas y especias

Albahaca, comino, eneldo, jengibre y orégano.

No comas

Betabel, berenjena, pimiento verde,* zetas y papa.

Evitar los cacahuates porque tiene 26 tipos de hongos carcinógenos, especialmente aflatoxina, que es causante de cáncer de hígado.

Si tuvieras cándida te recomiendo cuatro meses de comida altamente saludable, beber agua con gotas de limón y no incluir productos procesados. La felicidad empieza con la salud.

*No consumas pimiento verde; no es fácil de digerir, aún está verde. Su color ya maduro será amarillo, rojo o naranja.

Nuestro cuerpo libera algunos antioxidantes pero con la edad disminuye esta producción, y estos antioxidantes también controlan la rapidez con la que envejecemos, y no me refiero a que veas tu pelo blanco o alguna arruga que pueden ser naturales por la edad, sino al cuidado celular, si nuestro organismo no está protegido se va a enfermar más, cáncer, condiciones degenerativas, ateroesclerosis, cataratas, problemas en el sistema digestivo, de todo pasa.

Tal vez podríamos dejar de comer un día y nuestro organismo responda, pero no podemos dejar de respirar, eso es lo que te quiero decir con las células, necesitan oxígeno para estar sanas, necesitan estar nutridas para que hagan su trabajo y estemos saludables.

Los antioxidantes nos protegen de los radicales libres, que son producidos naturalmente por el cuerpo, son la respuesta natural a las toxinas ambientales como la contaminación, el humo del cigarro, los químicos a los que estamos expuestos, detergentes, *shampoo*, pintura de pelo, cremas, maquillaje, plástico, radiación y fármacos. Además dañan nuestro ADN y las estructuras celulares, esto quiere decir que nos dejan sin defensas. Se acumulan en las membranas celulares y causan oxidación, por lo tanto, necesitamos antioxidantes. Si no estamos alertas, la membrana celular se hace permeable, se deshace y muere.

Los antioxidantes rompen la cadena de los radicales libres y defienden a las células contra la oxidación, detienen el crecimiento de células cancerígenas y ayudan a destruirlas. Muchas enfermedades relacionadas con la vejez se curan con antioxidantes, porque éstos neutralizan las partículas oxidantes.

Hacer ejercicio y estirarse en la medida de tus posibilidades es ideal para elevar tu ritmo cardiaco, caminar, correr y nadar favorecen que el oxígeno y los nutrientes lleguen a las células por el flujo sanguíneo, y las enfermedades no pueden evolucionar en un ambiente oxigenado.

No te preocupes por todo, trata de ser feliz, esto ayuda a que tu salud no se vea afectada.

Beber agua es indispensable. Aliméntate lo mejor que puedas, ensaladas, verduras frescas, verdes, rojas, amarillas, crudas de preferencia, que te ayudarán a obtener enzimas y con esto estarás fortaleciendo el organismo perfectamente. Consume fermentados, baja lo más que puedas el consumo de carne roja, lácteos y huevo.

Así como los antibióticos ayudan con las infecciones, los antioxidantes pueden curar enfermedades incurables. Esto quiere decir que si tu cuerpo tiene suficientes antioxidantes estarás sano, y si no es así causarán una lista grande de enfermedades.

Cómo obtener antioxidantes

La forma de tener antioxidantes en nuestro organismo es consumir alimentos que nos puedan nutrir, alimentos sin procesar, orgánicos, crudos y de alta calidad como frutas y verduras. Los vegetales actúan como antioxidantes, reducen la inflamación y son anticancerígenos, para recibir sus propiedades se deben de consumir crudos, lo más frescos posible, es por esto que los jugos son una bebida antioxidante y una excelente opción para la salud, pues los absorbemos casi de inmediato.

Los germinados son ricos en minerales, vitaminas, enzimas y antioxidantes. Te recomiendo consumirlos diariamente y descubrir sus sabores y beneficios, entre los que te sugiero están la lenteja, brócoli, girasol, alfalfa, trébol y betabel.

Las frambuesas, arándanos, moras azules y las zarzamoras son las frutas antioxidantes por excelencia, consúmelas frescas en tus jugos o en ayunas pero con moderación.

Las especias y las hierbas son una excelente fuente antioxidante, entre ellas están el jengibre, la cúrcuma, clavo, la canela en polvo y el orégano. Cuando compres hierbas busca las más frescas, tienen niveles de antioxidantes más altos y son más saludables.

Las nueces son muy buena fuente antioxidante, busca que sean orgánicas y crudas, que no estén pasteurizadas ni tostadas. Tienes que remojarlas entre 24 y 48 horas para que suelten el ácido fítico, las enjuagas y así puedes recibir los nutrientes.

Vivir en equilibrio es la fórmula para obtener lo mejor para nuestra salud, comer, disfrutar, amar y despertar nuestro cuerpo con ejercicio, caminar, hacer bicicleta, yoga o nadar, no se trata de llegar a ser un gran atleta, si ese no es tu objetivo, pero sí de sentirte ágil y que tus articulaciones no se atrofien.

LOTS
— of —
LOVE

Capítulo 6

Los básicos de Rebecca Solano

El uso de los aceites esenciales
en mi vida es indispensable.
Te invito a descubrir sus beneficios;
creeme, es de lo mejor que podemos
tener para estar sanos.

Rebecca Solano

Los básicos ¡son los básicos!

Han sido muchos años de aprender y experimentar; estos básicos pueden ayudarte en gran medida a cambiar de hábitos poco a poco, no son difíciles de hacer, como sabes, todo depende del amor que tengas para ti misma y entender que son tu salud y tu cuerpo lo más importante.

Limpia tu boca y tu lengua para adelgazar

La higiene oral es indispensable, las toxinas y microorganismos patológicos pueden causar daño, infecciones o inflamación cuando circulan por el torrente sanguíneo. Una mala salud oral tiene mayor riesgo de infección del Virus del Papiloma Humano (VPH). Las bacterias desencadenan inflamación y también activan genes de cáncer; las bacterias en tu boca merecen la misma atención que las bacterias en el intestino.

No tener una higiene correcta en nuestra lengua y nuestra boca asegura que tengamos tóxicos en el torrente sanguíneo que no permitirán tener una buena salud y, por lo tanto, adelgazar.

Imagina que todas las bacterias hacen fiesta y se van metiendo entre tus dientes para llegar a tus encías, de ahí corren al torrente sanguíneo y provocan diferentes situaciones que comprometen tu salud. Ahora, tener estas mismas bacterias o toxinas en tu lengua almacenadas por la falta de higiene, impiden que pasen los nutrientes a tu organismo, consumes las toxinas y es un cuento de nunca acabar.

Por esto te recomiendo algo sumamente sencillo para alcanzar poco a poco tras nuestros objetivos, primero tener salud y automáticamente el peso deseado.

Al despertar, lo primero que vas a hacer es limpiar tu lengua con un limpiador de lengua o una pequeña cuchara, con mucho cuidado, sin provocar vómito o lastimar tus papilas gustativas, despacio y de modo uniforme las veces que sean necesarias. Si tu alimentación es buena, obtendrás una substancia poco turbia o transparente; si no es correcta y consumes embutidos, alcohol, lácteos y refrescos podrás apreciar una substancia lechosa, espesa, que estará repleta de bacterias.

Repite este ejercicio después de cada alimento, con esto asegurarás que no acumules más bacterias o toxinas rondando tu torrente sanguíneo y evitarás los antojos de lo mismo que ya comiste, por ejemplo, si pediste un postre temprano se te antojará algo similar el resto del día, si limpias tu lengua tienes menos posibilidades de que te suceda (esto ayuda a que no comas lo que no debes).

Después de limpiar tu lengua enjuaga tu boca con agua y gotas de limón. Al terminar, asea cada uno de tus dientes con hilo dental, procurando que cada pared por donde pasa el hilo se limpie correctamente, después lava tu lengua despacio con el cepillo de dientes limpio sin pasta dental, enjuaga y ahora sigue con tus dientes y tu paladar, con cuidado.

El último paso es maravilloso, lava tu boca y tus dientes con dos cucharadas de aceite de coco, así es, haz buches por 15 minutos.

Puedes cambiar el aceite que tienes en la boca dos o tres veces, no lo puedes ingerir, debes escupirlo pues estará lleno de bacterias que no queremos en el organismo.

Esto que te recomiendo es la fórmula más efectiva para remover la placa de sarro, las bacterias y todos los residuos que tengas en la boca. Te ayudará a conservar saludables tus encías y tus dientes. Yo lo hago tres veces al día, si puedes tú también hazlo así. Notarás un cambio espectacular en tu boca en sólo una semana. No hay nada mejor que una boca limpia y con un aliento fresco.

Evita usar pastas dentales comerciales, el aceite de coco o el bicarbonato de sodio con limón te limpian muy bien, al final enjuagas con agua; después de haber comido vuelves a enjuagar, haces lo mismo pero agregas una gota de aceite esencial de menta o, si tienes, una hojita natural, sería maravilloso. Vas a adorar este procedimiento, no lo hagas antes de beber tus jugos o comer algo, porque la menta te cambiará el sabor, y lo que me interesa es que descubras los sabores correctos de tus alimentos y que los disfrutes.

Si después de esto tienes mal aliento, tal vez tengas una infección en las encías o alguno de tus órganos en mal estado, es por esto que empezaremos a comer mejor y a darnos cuenta de qué está pasando con nuestro organismo para así tomar medidas y lograr nuestro objetivo.

Ya que limpiaste correctamente tu lengua y boca en ayunas...

Beber agua tibia-caliente con gotas de limón

Beber agua tibia con limón al despertar nos ayuda a eliminar toxinas, a rejuvenecer las células, a que funcione mejor el riñón y a que nuestro tracto digestivo trabaje fácilmente. El agua con gotas de limón te quitará la sed mejor que cualquier bebida y nutrirá tu cuerpo con minerales y vitaminas. Beber el agua a temperatura ambiente o tibia/caliente con gotas de limón será mejor que si la bebes helada. Créeme, vas a ver cambios importantes.

Hidratarnos en ayunas nos ayuda a iniciar con el pie derecho nuestro día. Para empezar ayudamos al organismo a eliminar lo que no queremos tener, toxinas y grasas malas. Al beber agua con gotas de limón o con un poquito de bicarbonato balanceamos nuestro pH, esto es el balance ácido/alcalino. Cuando nuestra alimentación incluye más proteína animal, embutidos, latas, lácteos, refrescos, alcohol y harinas, nuestro pH es ácido y nuestro organismo está más propenso a sufrir enfermedades de todo tipo por este desbalance que por años hemos tenido. Cuando nuestra alimentación está conformada por más vegetales, semillas, germinados, fruta y fermentados, tendremos un pH alcalino, el cual ayuda en gran medida a nuestra salud, a nuestro balance en el peso, a no sufrir frecuentemente enfermedades.

Las personas que padecen gastritis, acidosis o reflujo, en su mayoría no consumen suficiente agua, no están hidratados y esto facilita que estos padecimientos se manifiesten. Deberían incluir poco a poco su agua con gotas de limón, un litro por cinco gotas de limón, intentarlo por una semana y luego continuar para que vean poco a poco cómo van mejorando su padecimiento. Incluir limón en este grado no aumentará su padecimiento, poco a poco lo disminuirá. Intentamos balancear, el limón es ácido pero cuando entra a la boca es alcalino.

Beber agua es indispensable y cuando se tiene sobrepeso u obesidad mórbida, con mayor razón. Las personas con obesidad generalmente no beben agua suficiente y les es más difícil llegar a su peso ideal. Lo que pueden hacer si pesan, por ejemplo, 150 kilogramos, cuando deberían beber seis litros, es incluir un vaso por día hasta llegar a lo ideal. Nuestro organismo va eliminando el agua en orina, sudor o excremento y no vamos a perjudicar a los órganos, al contrario, los vamos a ayudar a funcionar mejor. No bebas un litro de un jalón sino poco a poco, seguro dirás: "¡Me la pasaré en el baño!". Y sí, es parte del objetivo: eliminar toxinas, excremento y grasa que tienes acumulados por años, ayudarte a evacuar mejor y lograr bajar de peso.

Ocho razones para beber agua tibia con limón en ayunas

- Reduce el dolor de las articulaciones.
- Ayuda al movimiento intestinal.
- Protege el sistema inmune.
- Activa el metabolismo.
- Diluye el ácido úrico.
- Previene el cáncer por su alcalinidad.
- Ayuda a la acidez estomacal.
- Ayuda a limpiar el hígado.

Nuestro organismo es tan maravilloso, tan perfecto, que cuando le damos el combustible correcto nos sorprende, se equilibra, evacúa mejor, se desinflama, se quitan los dolores musculares por estar atrofiados, se nos quitan el mal humor, la depresión, los dolores de cabeza y adelgazamos. Te sugiero que lo intentes y lo recomiendes a quien amas; la salud es el regalo más hermoso que debemos perseguir, con esto todo lo demás se puede lograr.

Si se trata de fortalecer nuestro sistema inmunológico definitivamente tengo que recomendarte lo siguiente:

Beber un shot de pasto de trigo o wheatgrass natural

Hace algunos años conocí el pasto de trigo o *wheatgrass*, es un superalimento que cambió mi vida y la de muchísimas personas, gracias a las investigaciones y experiencias de la doctora Ann Wigmore.

El pasto de trigo tiene 17 aminoácidos, 30 enzimas y antioxidantes, es un alimento completo, el elemento central de su clorofila es el magnesio y el de nuestra hemoglobina es el hierro. Cuando lo consumimos hace el efecto de una transfusión sanguínea, se ha demostrado que el pasto de trigo produce rápidamente glóbulos rojos después de beberlo, normaliza la presión arterial, estimula el crecimiento de células sanas, desintoxica el hígado, fortalece el sistema inmunológico, elimina metales pesados, limpia intestinos y los mantiene activos, regula el metabolismo, previene enfermedades degenerativas, drena el sistema linfático, alivia la artritis y el reumatismo, te aporta energía y vitalidad con sólo un *shot* que equivale a el valor nutricional de dos kilos de vegetales verdes orgánicos; combinarlo con alimentos vivos es muy bueno para combatir la anemia.

Se tiene que beber en ayunas, 20 minutos después del agua y de limpiar tu boca, y dejar que actúe por 20 o 30 segundos en tu boca para generar enzimas.

La vitalidad que te da el pasto de trigo dura todo el día. Yo lo recomiendo para toda la familia, pero si alguien tiene la salud comprometida debería beber ocho onzas diarias, pues le ayudará a mejorar su estado y tener energía. Si estás enfermo te recomiendo beberlo solo, si es para mantenerte sano puedes combinarlo con jugo natural de manzana o naranja: medio *shot* de jugo de manzana o naranja por un *shot* de pasto de trigo.

También se utiliza para limpiar los ojos, si tienes infección o irritación no dudes en ponerte unas gotitas o usar una copa especial para lavado de ojos, en pocas horas verás cómo mejora tu condición. Lo puedes usar como mascarilla en tu rostro para eliminar impurezas y a balancear el pH de tu piel, pero no te expongas al sol porque mancha. Si tienes una cortada, raspón o picadura de insecto puedes ponerlo directamente con una gasa y verás mejoría casi inmediata.

El pasto de trigo natural no se puede licuar y el jugo no puede obtenerse en un extractor centrífugo, pues las moléculas se quiebran y se eliminan sus propiedades. Si no tienes una prensa fría o un masticador no podrás recibir los nutrientes. Pero lo que sí puedes hacer es cortar tu pasto de trigo, lo lavas, lo secas con papel o toalla y lo masticas para sacarle toda la clorofila; no comas la fibra, es muy difícil, sólo saca el jugo, consume un puño dos veces al día antes de las dos de la tarde para que no te de energía de más. Si estás enfermo puedes consumirlo seis u ocho veces al día, necesitas ayudar a tu sistema inmunológico y tener energía.

Todo lo anterior funciona aunque no cambies totalmente de alimentación, pero si la mejoras funcionará mejor y más rápido.

El pasto de trigo en polvo, según algunas marcas, es 30 veces más potente que el natural, yo lo utilizo siempre que viajo, pues es más cómodo y sigo previniendo enfermedades, mantengo mi energía y me siento nutrida. Cuando se consume en polvo la medida es una cucharada sopera por un vaso de agua, y puedes agregarlo a tus jugos o licuados verdes, cambiará un poco el sabor pero recuerda que tiene tantos beneficios que bien vale la pena. Si tu salud está comprometida yo te recomiendo hacerlo natural.

Sembrar el pasto de trigo es muy sencillo y la razón más importante por la que deberíamos hacerlo es para asegurarnos del valor nutritivo de nuestros alimentos, puede ser muy fácil comprarlo en el supermercado, pero te recuerdo que si no es orgánico te perjudicará más de lo que te podrá ayudar. Los químicos a los que están expuestos las frutas o vegetales son tan fuertes que es difícil eliminarlos con sólo lavarlos, por eso a muchos les debemos quitar la piel antes de consumirlos. Los germinados y los verdes son los alimentos más nutritivos, te explico cómo sembrar tu pasto de trigo orgánico y delicioso:

Materiales para sembrar pasto de trigo

- Semillas de trigo (rojo duro de invierno).
- Bandeja de tres pulgadas de profundidad con suficientes orificios.
- Tierra de composta con fibra de coco orgánica.
- Agua filtrada, destilada o purificada, sin cloro (si usas agua de grifo déjala reposar 24 horas antes de usarla).

Día 1
Remojar y germinar

- Remojar las semillas de seis a ocho horas, depende del lugar donde vives, a más calor menos tiempo.
- Escurrirlas y dejarlas germinar de 12 a 20 horas hasta que les salga una colita, se dejan escurrir y se enjuagan dos veces unas seis horas antes de sembrarlas para que no se sequen.

Día 2
Sembrar, regar y tapar

- Colocar la tierra en la bandeja uniformemente cubriendo una pulgada de profundidad.
- Esparcir las semillas en toda la bandeja, regar humedeciendo la tierra.
- Tapar presionando un poco con otra bandeja por un día entero, o un día y medio, esto dependerá del clima.

Día 3
Destapar y regar

- Descubrir la bandeja, regarla y dejarla descubierta en donde reciba la luz del sol indirecta, dejar la bandeja descubierta, si hace mucho calor es mejor en luz artificial.

Día 4 al 7 u 8

- Levanta la camada de las raíces para regar todos los días de una a tres veces, puedes hacerlo con un atomizador, con una pizca de bicarbonato para que no se hagan hongos, el agua debe ser purificada, totalmente limpia.

Día 8

- Entre el séptimo y el octavo día, cuando el pasto llega a una altura de entre 13 y 15 centímetros, corta con un cuchillo o una tijera lo más cercano posible a la tierra sin traer la raíz, porque contiene gluten, sólo utilizamos el pasto. Guarda lo que cortes en un contenedor limpio de vidrio en tu refrigerador, y velo sacando para lavar según tu consumo diario. Si está bien cerrado te puede durar una semana, es orgánico y delicioso.

Aceite de coco, la maravilla que revolucionó mi vida

Me encanta poder recomendar lo que sé perfectamente que funciona para mejorar nuestras vidas.

No sé si recuerdas una película del 2002 titulada en español *Casarse está en griego* (en inglés *My Big Fat Greek Wedding*), en ella el padre de la novia usaba para todo el Windex, era una obsesión que daba risa. En mi caso me pasa lo mismo con el aceite de coco, porque para todo lo uso, con la gran diferencia de que éste es un superalimento y están totalmente comprobadas sus propiedades. Literalmente amo haberlo descubierto, es delicioso y es uno de mis alimentos favoritos.

El aceite de coco ha sido un básico para la alimentación y la belleza desde hace miles de años, destruye todo tipo de microbios y brinda a nuestro cuerpo grasa de alta calidad. El aceite de coco contiene más ácido láurico que cualquier otra sustancia de la Tierra, el cual puede destruir virus cubiertos de lípidos como herpes, sarampión, influenza y VIH. No cae pesado en el sistema digestivo, tiene un sabor delicioso, no aumenta el nivel de insulina del torrente sanguíneo; tomar una cucharada en la mañana te dará más energía, lo puedes agregar al té, al jugo, a tus *smoothies* o licuados y cocinar lo que más te guste. Es igual de potente cuando se toma que cuando se aplica externamente. Algo muy importante es que el aceite de coco debe ser orgánico, así su olor a coco es mínimo, si huele mucho seguro es pirata, le agregaron esencia o no es orgánico.

Más adelante te explico detalladamente sobre el aceite de coco y todo lo que podrás hacer para aprovecharlo al máximo. Por lo pronto, debo decirte que tomar de una a cuatro cucharadas al día mejorará tu metabolismo, te ayudará a bajar de peso, y recuerda que con este aceite podrás lavar y desinfectar tu boca como lo expliqué en el primer paso.

Aceite esencial de menta

Platicarte sobre la menta y el aceite esencial me pone feliz.

Un té o unas gotitas de menta nos pueden cambiar la actitud ante la vida en unos segundos. Te cuento: siempre me ha gustado la menta, es una hierba que ha estado ligada a mi vida desde mi niñez, me trae grandes recuerdos y me hace sentir feliz. Pero la vida pasa y se van cambiando hábitos, yo la consumía en té y en algunos platillos.

Un día estaba en una certificación de comida viva en Connecticut, hacía un calor bárbaro, pleno verano, llevaba ropa ligera, pero no contaba con que las clases serían en un lugar con aire acondicionado a 16 grados, me moría de frío y empecé a estornudar, al otro día ya tenía mocos y me sentía fatal. De pronto llega una de mis compañeras y me da tres gotas de aceite terapéutico de menta y no te puedo mentir, porque si te pasa lo vas a hacer y lo vas a comprobar: no pasaron dos minutos cuando podía respirar y sentí que regresaba a la vida; lo hice tres veces durante el día y se me quitó por completo.

Sanar con aceites esenciales

Aproximadamente hace 15 años hice un viaje a Egipto y conocí a una mujer que me introdujo en el maravilloso mundo de los aceites esenciales, experimenté cómo el aroma me podía relajar y llevar a momentos de otras épocas de mi vida. Me explicó los grandes poderes que tienen los aceites y lo valiosos que han sido para su cultura, en aquel tiempo compré los básicos, mirra, incienso, lavanda, menta y algunos otros que no recuerdo. Me explicó cómo usarlos, no eran accesibles de precio y tampoco eran aceites puros de uso terapéutico, en ese tiempo no sabía sobre este tema, los utilicé para masajes, dolor de cabeza, cicatrices de heridas, aromatizar mi casa, pero no los podía ingerir, ni se me había ocurrido.

Los aceites esenciales fueron la primera medicina para la humanidad, se han utilizado por miles de años.

Algo muy interesante es que en el sistema límbico del cerebro se encuentra la glándula amígdala cerebral, en 1989 se descubre que esta glándula juega un papel importante en el almacenamiento y liberación del trauma emocional. Y la única forma de estimularla es a través del olfato, con fragancias. Es aquí donde los aceites esenciales pueden ser una herramienta importante para dejar atrás el trauma emocional.

Hoy por hoy científicos y médicos están experimentando cada vez más los beneficios de los aceites esenciales certificados puros de grado terapéutico.

Ahora sé que los aceites esenciales ayudan a sanar nuestras emociones, el cuerpo físico y nos ayudan a generar o fortalecer situaciones diversas. Cuando descubro el potencial de los aceites esenciales me facilita el día a día. Viajo mucho y no acostumbro llevar medicamentos, pero sí me llevo mis frascos de aceites para todo, por ejemplo los que siempre viajan conmigo son: el jengibre, lo llevo siempre, por si donde estoy no puedo hacerme un *shot*, le agrego tres gotas a un litro de agua o una gota directamente en mi boca y listo, estoy encantada con sus propiedades antiinflamatorias, fortalece mi sistema inmunológico si me resfrío por el cambio de clima, una gota cada seis horas y no más estornudos y me encanta el sabor. Algo muy importante, cuando necesito concentrarme lo tomo directo.

Otros que siempre llevo conmigo son: menta, ¡mi supermega favorito! Está en mi bolsa siempre, y siempre termino compartiéndolo con quien se me cruza enfrente, todas las mañanas una gota de aceite esencial de menta en mi té no lo cambiaría por nada, también cuando tengo una larga jornada de trabajo lo tomo directo o lo pongo en el dorso de mi mano y con mi lengua lo tomo. Tal vez digas ¡guácala!, pero así lo hago y me funciona perfecto. Lavanda, porque me ayuda a relajarme ¡y la uso para todo!, para dormir, directamente en las cortadas, en los granitos de la piel, piquetes de moscos. En fin, ¡amo la lavanda! Albahaca, porque me gusta el sabor en mis alimentos. Incienso y mirra, por sus altos poderes curativos para casi todo.

Los aceites esenciales son lo máximo para aromatizar tu casa, la oficina, para darte un masaje, realmente te ayudan a crear la atmósfera que necesitas, una forma fácil de usarlos es que los huelas, no leas qué aceite es, sólo usa el sentido del olfato, habrá uno que te envuelva, prueba tres o cuatro diferentes, y el que más te atrape es el que te ayudará más en ese momento, no sé si me explico, lo que te quiero decir es que cuando usas el sentido del olfato, cierras tus ojitos y solo sientes, identificas el aroma más adecuado para ti en ese momento, revisa para qué ayuda esa esencia y seguramente será para algo que necesitas trabajar.

Otro uso que les puedes dar es para cocinar, si lo usas, agrega una o dos gotas cuando tus alimentos están listos, si son cocidos no los agregues antes, pues podrían bajar su potencia por el calor. Para este fin, te recomiendo jengibre, romero, albahaca, limón, lima, naranja, cilantro, tomillo, hinojo; para platillos dulces: canela, clavo de olor, casia y menta.

A continuación te comparto algunos usos de los aceites esenciales, es importante que utilices un difusor en agua y vas a agregar de dos a cuatro gotas cada cuatro horas por 21 días. No podemos usarlos en difusores que tienen una velita, lo único que haremos es quemar el aceite y perderá sus propiedades. Otra forma es olerlo directamente del frasco, también puedes poner unas gotas en tus manos, frotar e inhalar. Algunos se pueden tomar, no todos. Los de Young Living sí tienen grado terapéutico pero no todos se pueden ingerir.

- Abandono: incienso, mirra, geranio y mejorana.
- Abundancia: naranja, mandarina, árbol de la vida.
- Para ayudar a sanar las emociones por abuso sexual: canela y clavo de olor.
- Para mejorar autoestima: rosa, bergamota y jazmín.
- Superar adicciones: incienso, jazmín, menta, vetiver.

- Superar ira o enojo: cardamomo, tomillo, geranio, ylan ylan.
- Ansiedad: albahaca
- Control de apetito: Slique, agrega ocho gotas a 500 mililitros de agua y lo bebes durante el día. También lo puedes poner en difusor.
- Artritis: incienso, romero, eucalipto, mejorana, albahaca, jengibre, clavo de olor.
- Enfermedad de Parkinson: incienso, mejorana, lavanda, salvia esclarea.

De cualquiera de estas opciones agrega 10 gotas a una cucharada de V-6 aceite de complejo vegetal Young Living o aceite de coco orgánico y das masaje en los músculos afectados, espalda, piernas y cuello. También puedes aplicar dos gotas en la base del cuello o en los pies.

- Autismo: menta, albahaca, limón y romero, 10 gotas de cualquiera de estos con una cucharada de aceite de coco orgánico para dar masaje, si el niño no está abierto a recibirlo, no sigas.

- Enfermedad de Crohn: Esta inflamación crónica en la pared intestinal puede causar dolor abdominal, diarrea, pérdida de apetito y nauseas, lo ideal aquí es inhalar aceite de menta, de albahaca y Digize, también puedes poner una o dos gotas a una cápsula vacía y tragarla, o puedes diluirlos en una cucharada de aceite de coco fraccionado u orgánico y dar masaje a tus pies y tu estómago.

- Equilibrio: para estar en armonía: Incienso, valor y vetiver.

- Labios secos: mezcla geranio con lavanda y aplica directo en los labios, o mezcla dos gotas de malaleuca en una cucharada de aceite de coco y aplica.

- Juanetes: diluye dos gotas de ciprés en aceite de coco y masajea el área.

- Infección dental: mezcla una gota de clavo de olor, gaulteria, mirra y helicriso y haces enjuagues suaves.

- Fibromialgia: cool azul, lavanda, romero, helicriso y tomillo, agrega una o dos gotas de alguna de las opciones en una cucharada de aceite de coco y masajea el área.

El mundo de los aceites esenciales es tan interesante, descubres una forma rápida y fácil de mejorar tu salud y estado de ánimo.

Existen varias marcas que producen aceites esenciales, te recomiendo que investigues si son puros y de uso terapéutico, que no tengan químicos para que puedas obtener el beneficio de éstos. Una marca que uso porque me ha funcionado siempre y llega a la puerta de mi casa, es Young Living, es fácil comprar, mejoran tu salud y puedes hacerlo también como negocio y mejorar tu economía.

aceitesesencialesinfo@rebeccasolano.com

Al estudiar las propiedades comprobé también que los días en los que estás sin energía, preocupado o estresado, o que sabemos que pueden ser largos, tomar tres gotas de aceite esencial de menta o ponerle una gota a un té de menta te cambiará la actitud, te sientes fresca, despierta, alerta y mejora notablemente tu aliento.

Te recomiendo que inicies tu día tomado tres gotas después de beber tus jugos o *shots*, o que te prepares un té con una gota de aceite esencial y lo mezcles con una cuchara de madera para que no pierda propiedades. Antes de beberlo huele el té a 10 centímetros de tu nariz e inicia disfrutando su potencia con tu olfato. Si tienes gastritis o colitis, puedes usar una gota debajo de la lengua, irá directo al torrente sanguíneo y no te afectará en nada.

Exfoliación en seco con cepillos de cerdas naturales

¡Fuera celulitis!

La piel es el órgano más grande de nuestro cuerpo, su función es eliminar desperdicios.

Cepillar todos los días el cuerpo elimina células muertas, aumenta la actividad de los poros y con esto se elimina más fácilmente el ácido úrico, remueve toxinas, activa la circulación de la sangre, estimula las glándulas que producen hormonas, tiene un efecto rejuvenecedor, ayuda a tonificar músculos, la piel se ve más sedosa y fresca pues se reduce gradualmente su diferente pigmentación, reduce la apariencia de piel de naranja; si se hace constante ayuda mucho a eliminar la celulitis.

La idea es cepillar siete veces cada área para activar el sistema linfático y remover más fácil las toxinas y las células muertas de la piel.

Se hacen movimientos suaves con cepillo de cerdas naturales en seco. Es importante que lo hagas con más cuidado en el pecho y la entrepierna porque son zonas más delicadas. En el rostro se hace lo mismo para eliminar acné, puntos negros y piel avejentada para rejuvenecerlo en pocos días. Es importante que tengas cuidado en el área de los ojos porque es muy delicada.

Los cepillos se lavan con agua y jabón después de haberlos utilizado y se dejan secar al sol de preferencia, si no en un lugar seco para que vuelvan a tener el mismo efecto.

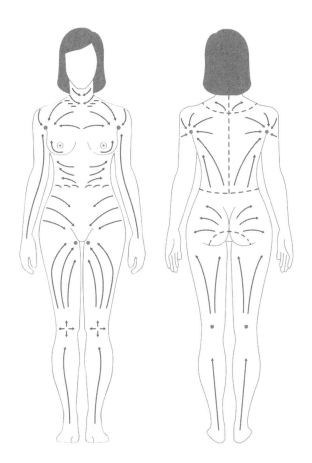

Lo mismo puedes hacer para el rostro, suavemente.

Es importante agregar que si consumes productos con gluten te ayudan a incrementar el acné y la celulitis.

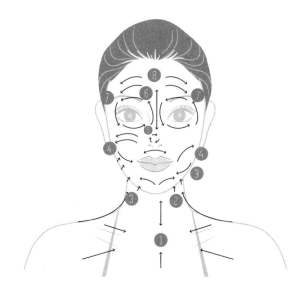

Trampolín

Utilizar frecuentemente el trampolín te ayudará a reducir la grasa, la celulitis, te activará el colon, el sistema inmunológico, el sistema linfático y te sentirás con una actitud positiva. Ayuda a regular la condición aeróbica y cardiovascular.

Tener celulitis significa que tu sistema linfático esta obstruido, y para que pueda funcionar y eliminar las toxinas tiene que estar activado. Si tienes celulitis lo ideal es comer sanamente, beber agua y hacer ejercicio, el trampolín y los aparatos vibratorios te ayudarán a eliminar los depósitos de grasa.

Te recomiendo usar el trampolín 12 minutos diariamente, divididos en cuatro o seis donde hagas dos o tres minutos cada vez que lo uses, es muy poco tiempo pero vas a comprobar cómo te ayuda para que regules tus idas al baño, para que dejes el estrés a un lado, te hace feliz moverte un rato, no pretendo que seas una gimnasta olímpica, sólo que te muevas, no tienes que saltar, sólo hacer movimientos suaves y, bueno, cada quien según su condición física lo puede hacer. Este ejercicio equivale a los beneficios de meditar 30 minutos, inténtalo.

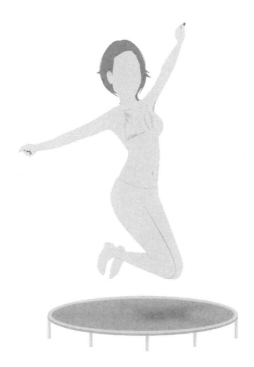

Dormir

Dormir es indispensable para tener una vida sana, para regenerar nuestras células y tejidos. Si estás expuesto a la luz artificial en la noche vas a desactivar la producción de la melatonina, que previene el cáncer, fortalece el sistema inmunológico y ofrece una fuerte protección contra los tipos de cáncer reproductivos. Cuando comienza la producción de melatonina durante la noche se reduce la división celular. Se ha encontrado que cuando la hormona se une a las células de cáncer de mama, contrarresta la tendencia del estrógeno a estimular el crecimiento celular.

Para generar melatonina lo mejor es asegurarte de que la habitación esté oscura, en silencio y a temperatura fresca. Necesitas estar libre de campos electromagnéticos, si tienes aparatos electrónicos como televisión, teléfono celular y despertador dentro de tu habitación no vas a dormir bien y no generarás suficiente melatonina. Si te expones a la luz durante la noche, incluso de una a dos horas antes de irte a la cama, esto también suprimirá la producción de melatonina.

Es indispensable que los niños descansen de nueve a 11 horas, siete a nueve horas los jóvenes y de ocho a 10 horas los adultos.

LOTS
— of —
LOVE

Capítulo 7

Si quieres, ¡puedes!

Los alimentos solares embellecen
el cuerpo, la mente y el espíritu.
Llevan en su interior la vitalidad
de la salud y la vida —la energía
solar vibrante que sustenta toda
la vida en la tierra. Al tomar la energía
vibrante de los alimentos solares
mejoras tu vida de todas
las maneras. Cuando tu salud
mejora, cualquier otro aspecto de
tu vida mejora simultáneamente.

Charlotte Gerson

Lo ideal, alimentos orgánicos, pero si no puedes, no te traumes

La preparación de los jugos no sólo puede revertir los efectos de muchas enfermedades degenerativas, sino que también puede salvar vidas.
CHARLOTTE GERSON

Consumir alimentos orgánicos para la mayoría puede ser difícil porque se eleva el precio, pero sólo quiero recordarte que en las poblaciones rurales, las más desfavorecidas, consumen alimentos orgánicos pues ellos mismos los cultivan. Tú puedes hacer esto también, no importa dónde vivas o si tienes o no jardín, puedes utilizar macetas y sembrar tus propios vegetales o hacer germinado de semillas que nutrirán increíblemente tu organismo.

Los alimentos orgánicos no tienen contaminantes y sí una buena calidad nutritiva que no está alterada por el modo de producción, cocción o refinado. Te invito a que pruebes este tipo de alimentos, mantén una actitud positiva, sana, ecológica, come orgánico —sin refinar— alimentos de temporada, cocina sano y siente cómo mejora tu salud.

Estoy convencida de que es mejor comer productos que proceden de la agricultura orgánica, sin pesticidas, que son más ricos en nutrientes, en aminoácidos y ácidos grasos esenciales, vitaminas y antioxidantes. Estos alimentos previenen el envejecimiento celular y el cáncer, son ricos en fibra y previenen el exceso de peso, diabetes, enfermedades cardiovasculares, intestinales y cáncer de colon.

Una alimentación equilibrada con más vegetales y menos carne te ayudará a sentirte mejor, controlar tu peso y tu presupuesto. Busca en los mercados locales la venta de productos orgánicos, mejorará tu salud.

Si te es difícil consumir alimentos orgánicos, no pasa nada, puedes lavar muy bien las verduras, frutas o vegetales, como recomiendo en este libro, la idea es que incluyas jugos y licuados y obtengas el mayor porcentaje de nutrientes y enzimas para mejorar tu vida.

Huerto en casa

Tener un huerto en casa es maravilloso, no importa qué tan pequeño o grande sea, puedes hacerlo en macetas y disfrutar lo maravilloso de los nutrientes cuando cultivamos nuestros propios alimentos: su sabor y textura son diferentes, la tierra orgánica nutrirá tus cultivos y éstos a ti. Cultivar tus propios alimentos también significa ahorrar dinero.

Si tan solo sembraras y consumieras hojas verdes, pasto de trigo y germinados, tu salud estaría cada vez mejor.

Tener un huerto es simple, sólo está en que te decidas, poco a poco irás amando esta actividad, querrás ser más profesional y te dará gusto ver cómo se da cada uno de tus alimentos. Te relajará y transformará tu hogar, te dará una energía única que sólo se obtiene cuando tenemos nuestros alimentos cerca de nosotros. Serán una extensión de ti y tú de ellos.

Iniciar con hierbas puede ser más fácil, aprender a cuidarlas y a disfrutar sus aromas en diferentes momentos del día o en diferentes épocas del año será maravilloso. Cuando de tomates se trata la variedad de tamaños colores y sabores es increíble.

La venta de frutas, verduras, hierbas y semillas están cada día creciendo más gracias a nuevos productores orgánicos y a nuevos consumidores conscientes que se preocupan por la calidad de los alimentos, porque reconocen los beneficios físicos, mentales y espirituales que nos aportan, la conexión con la naturaleza es indispensable para lograr una mejor salud.

Todo empieza poco a poco, te aseguro que tener un huerto será un tema importante en tu vida para compartir con los que amas; investiga sobre horticultura y te sorprenderá este mundo maravilloso del que puedes ser parte, regresar a lo básico es lo que necesitamos.

Por favor, incluye los jugos en tu vida

Me encanta hablar de los jugos porque son una herramienta maravillosa para estar, sentirnos y vernos muy bien.

Cuando incluimos esta alternativa para nutrir nuestras células, en automático empezamos a recibir regalos de la naturaleza. Para empezar nos sentimos mejor, con más energía vital, el cabello se deja de caer, brilla, se retrasa el crecimiento de las canas, la piel se siente más suave, la digestión mejora, los niveles de azúcar en la sangre se estabilizan, no volvemos a sentir la depresión, la hipertensión desaparece, aumenta el metabolismo, adelgazamos y todo gracias a la naturaleza. No es que sea mágico, es que nuestro organismo necesita nutrientes y cuando llegan en forma de jugo son más y se absorben más rápido para lograr un cambio importante en muy poco tiempo.

Los jugos verdes son la forma más fácil de consumir vegetales y de incluir los vegetales que no disfrutas tanto pero que tienen alto valor en vitaminas y minerales. Cuando incluimos los jugos en nuestra vida los beneficios son increíbles, perdemos grasa, absorbemos mejor los nutrientes y hacemos una desintoxicación constante de todo lo que hemos consumido durante años; te recomiendo que inicies a la brevedad porque te cambiará la vida, la primera semana podrías beber un vaso al día, y las siguientes por favor no pares, ve aumentando como puedas, yo bebo por lo menos un litro al día por la mañana en ayunas y cuando puedo otro por la tarde o en la noche como *snack* (sin fruta). Pero esta soy yo, tú inicia con un vaso, pero inicia.

Es muy importante que sepas que el jugo no va a suplir a ninguna comida, el jugo *no* es un alimento completo, pero sí te aportará minerales, vitaminas, antioxidantes, y te ayudará a sentirte y verte mejor. Créeme que sí te ayudará a adelgazar, pero sobre todo tu salud se verá beneficiada. Lo que hacen los jugos es ayudarte a equilibrar tu salud y tu peso, si eres delgada o tienes sobrepeso puedes beberlo no hay restricción.

Si tienes diabetes o hipertensión te puedo asegurar que bebiendo jugos verdes, en un mes, tu condición mejorará tanto que no podrás dejar esta nueva forma para mejorar o curarte de forma natural, sin intoxicarte.

Enseñar a nuestros hijos a beber jugos verdes desde que son pequeños les ayudará a estar sanos y a desempeñar mejor sus actividades.

El uso de vegetales orgánicos es de suma importancia para la elaboración de nuestros jugos, si no es fácil para ti obtenerlos *procura quitarle la piel* a los alimentos que están encerados pues contienen una cantidad bárbara de pesticidas que van a echar a perder tu jugo, para empezar le cambiarán el sabor y te intoxicarán más que nutrirte. Los vegetales orgánicos tienen un sabor espectacular.

Cuando un jugo no tiene un buen sabor mejor no lo bebas, los alimentos naturales saben diferente pero saben muy bien, cuando no tengas un buen sabor de inmediato sabrás que estas bebiendo algo con un tóxico, por ejemplo, la piel de las naranjas y las uvas orgánicas o no orgánicas contiene aceites tóxicos, debemos quitarla, el limón que no es orgánico tiene cera, y del que es orgánico sí puedes consumir la piel.

Muchas personas me dicen "Se ve horrible el jugo, no me va a gustar", no se dan la oportunidad de comprobar sus beneficios y sus sabores, recuerda que las apariencias engañan. Prefieren seguramente una malteada hecha con un helado que es pura grasa, saborizantes artificiales y leche que no es leche con hormonas de una vaca que nunca ha tenido un toro en su vida y que provocan un daño inmediato que no quiero ni mencionar.

En fin, para poder cambiar o mejorar debemos darnos la oportunidad de probar no una vez, hasta 17 veces un solo alimento hasta decidir qué sí o que no nos gusta. En el caso de los jugos lo único que te voy a decir es que siempre vas a recibir beneficios.

Te recomiendo que los jugos estén compuestos por vegetales verdes como espinaca, acelga, col rizada, berza, apio, pepino y con lo mínimo que puedas agregar de fruta, si la vas a incluir procura que tenga bajo contenido en azúcar, como las moras, zarzamoras, frambuesas o manzanas verdes, sólo para que le den un *twist* de sabor.

Si decides iniciar con los jugos te recomiendo que comiences con vegetales de un sabor suave, el pepino y el apio serán tu base para ir adicionando otros y disfrutar poco a poco esta forma inteligente de estar sanos. Los que puedes incluir son hojas verdes, no más de una taza para que pruebes, y en un principio te recomiendo que agregues media manzana verde si no es orgánica (quita la piel) y dos centímetros de jengibre.

Más adelante te daré ejemplos de mis jugos favoritos.

Beneficios

Hay muchas razones por las cuales deberíamos incluir jugos verdes a nuestra vida, cada quien decide qué tanto los puede o debe consumir, si diariamente un vaso por la mañana, o un litro, o una vez a la semana, o una semana al mes; cada quien sabe lo que necesita y comprobará, según su estilo de vida, qué le favorece más.

¿Qué te puedo recomendar? Que te des la oportunidad tres semanas de incluir un vaso diariamente por la mañana en ayunas, con el objetivo de que te ayude a constatar sus beneficios. Cada persona es completamente diferente en organismo y hábitos, sería imposible que te dijera qué va a proporcionarte un jugo verde en ayunas exactamente, pero lo que sí te voy a decir, y si lo intentas lo vas a comprobar, es que en la medida en que tengas más intoxicado el organismo verás diferentes manifestaciones del jugo en él. ¿A qué me refiero? Si toda tu vida has comido chatarra, si fumas, bebes alcohol, comes lácteos, embutidos, enlatados, refrescos, harinas, hamburguesas rápidas y otras cosas tal vez sentirás algún día dolor de cabeza, náusea, te puede dar gripe, diarrea y otras enfermedades,

¿y sabes a qué se debe?, a que los nutrientes del jugo te quieren empezar a limpiar, quieren deshacerse de tus tóxicos. Esto se llama crisis curativa, de la cual te había comentado en el inicio de este libro. No tengas miedo, no pasa nada, bebe agua y sigue, que son síntomas de que necesitas estar más sano.

- El jugo te hidrata, es una de las fuentes más puras de agua. La de los vegetales es la mejor calidad de agua que podemos beber.
- En cuestión de minutos te sentirás con mayor energía.
- Refuerza tu sistema inmunológico, tus células buenas se fortalecen y las malas, por la cantidad de antioxidantes y nutrientes, empiezan a desaparecer.
- Te ayudará a absorber todos los nutrientes, si tienes mala digestión esto es una gran solución.
- Reduce tus posibilidades de desarrollar enfermedades degenerativas.
- Te ayuda a consumir los vegetales que no comes normalmente.
- Consumirás cantidades importantes de nutrientes que difícilmente consumirías si no fuese en un jugo.
- Los jugos verdes no son una bebida, son un alimento líquido.

Si después de lo que te platico no te interesa beber jugos, te recomiendo hacer solamente un ayuno mensual de cuatro a siete días para ayudar a desintoxicar un poco tu organismo y mejorar tu salud.

Diferencia entre jugos y licuados

La diferencia entre los jugos y los licuados es que un jugo es lo que obtenemos directamente de un extractor, prensa fría o masticador, y un licuado se hace al mezclar las verduras o frutas con algún líquido en una licuadora.

Los jugos están llenos de micronutrientes, producen beneficios a tu salud rápidamente, son como recibir una transfusión directa de vitaminas, minerales y enzimas al organismo porque no tienen la necesidad de ser descompuestas como los alimentos sólidos. La mayoría de las enfermedades aparecen por la falta de enzimas y nutrientes.

Al año mueren 36 millones de personas por enfermedades degenerativas y 100 millones quedan prácticamente en bancarrota por el costo del cuidado de la salud, de acuerdo con la Organización Mundial de la Salud.

Para prevenir y revertir enfermedades, algo tan sencillo como los jugos de vegetales pueden ser la solución; si para ti es difícil consumir suficientes vegetales que te aporten la cantidad de nutrientes que necesitamos para tener o mejorar la salud, te recomiendo invertir en un extractor de buena calidad.

Extractores y licuadoras

Una licuadora, por más potente y espectacular que sea, siempre será… una licuadora. Hay licuadoras excelentes que utilizo para hacer diferentes procesos, pero no para hacer un jugo; una licuadora hace un licuado, y un licuado no aportará la cantidad de nutrientes que aporta un jugo.

Tipos de extractores

Para mí hay cuatro tipos de extractores de jugo: exprimidor manual o eléctrico como el que se utiliza para los cítricos, son económicos pero no podemos extraer jugo de todos los vegetales; extractor tri- turador, es muy bueno, funciona como un molino, extrae todo el jugo, es más lento y el más caro; extractor centrífugo, se separa el jugo de la fibra a través de un proceso giratorio, es económico y el más común pero genera más calor, es difícil de limpiar y no conserva todos los nutrientes; extractor prensa fría, mastica los vegetales, extrae el jugo por un colador y va sacando la fibra por un orificio, cuesta un poco más que uno centrífugo pero da más jugo, y puede hacer jugo de pasto de trigo perfectamente.

¿Qué te recomiendo?

Pregunta a tus amistades que tienen extractor cuál tienen, pide que te regalen un buen jugo, pruébalo y piensa qué puedes hacer. Si tu organismo está comprometido no dudes en iniciar con esta terapia de jugos naturales y compra el extractor que más se ajuste a tus posibilidades, no importa cual, lo importante es comenzar. La pren- sa fría de Omega es una gran opción, significa una inversión pero créeme que lo vas a aprovechar. No sólo hace jugos, te ayudará a incluir más alimentos saludables a tu vida con mejor calidad. Puedes obtenerlo en www.yeemart.com con la clave RS10, nos hacen un 10 por ciento de descuento en sus aparatos.

Limpiar y almacenar frutas y verduras

La limpieza y el almacenamiento son indispensables, hacerlos fácil y rápido nos ayudará a seguir con este cambio de hábitos. Intenta realizarlo el día de la semana que más tiempo puedas tener, compras todo lo que necesitas, lo lavas, lo secas y empiezas a dividir por día, para que sea más fácil su uso, los guardas en bolsas herméticas en el refri, así los vas tomando día con día.

La plata coloidal

La plata coloidal es una suspensión en agua destilada de pequeñísimas partículas de plata (nanopartículas que varían de 0.01 a 0.001 micrón de diámetro) cargadas eléctricamente. Es un poderoso antibiótico que inactiva las enzimas que bacterias, hongos, virus y parásitos usan para vivir en nuestro organismo. Se calcula que un antibiótico mata más o menos seis bacterias mientras la plata coloidal mata 650 bacterias. Los antibióticos convencionales destruyen la flora intestinal, lo que estimula la proliferación de hongos como la *Cándida albicans* y causa candidiasis, la plata coloidal ayuda en el tratamiento de *este hongo*. También es un desinfectante de uso doméstico que nos ayuda a prevenir enfermedades.

En la medicina alternativa se usa frecuentemente como antibiótico natural. Tanto la medicina tradicional china como la ayurvédica han usado la plata para prevenir y tratar infecciones, como tónico rejuvenecedor, es muy eficaz como tratamiento hepático, para la neuralgia, enfermedades mentales, inflamación de las membranas mucosas y enfermedades del sistema reproductor.

La plata coloidal es un germicida poderoso y no es tóxico para los humanos, yo la utilizo para limpiar verduras, frutas e incluso para el agua. Hay muchos productos para desinfectar, pero no logran eliminar los huevecillos y quistes que portan el agua y las verduras, algunas de las bacterias que traen los alimentos son las coliformes, que pueden transmitir salmonela, cólera o tifoidea.

Desinfectar frutas y verduras con plata coloidal

Desinfectar con plata coloidal es muy sencillo: lavas las frutas y verduras, lavas con agua y jabón orgánico, las enjuagas y las dejas reposar 30 minutos en agua, por cada litro que uses agrega cinco gotas de plata coloidal. Desinfecta antes el agua con una gota de plata coloidal por un litro de agua.

Cómo utilizo la plata coloidal en mi vida diaria

Para prevenir cualquier situación tomo diario una o dos cucharaditas o la medida de un gotero de plata coloidal por la mañana, en ayunas, y siempre la llevo en un frasco pequeño cuando estoy de viaje. Para mejor efecto deja la plata coloidal dos o tres minutos en tu boca antes de beberla, y de preferencia que sea en ayunas.

Me funciona si tengo alergias, un raspón, o una cortada, si me duele la muela, si tengo infección estomacal, dolor de cabeza. Es como un as bajo la manga, simplemente maravillosa, no produce ardor o dolor al aplicarse. Si tienes pie de atleta, verrugas o acné puedes usarla con un atomizador o con gasas, te ayudará a mejorar. Para limpieza vaginal usa cinco gotas por un litro de agua y usa como medida para tu limpieza un vaso de ocho onzas.

Después de lavarme los dientes por la mañana, le agrego ocho gotas de plata coloidal a un vasito con agua, hago gárgaras y me enjuago con la mitad del vaso, la otra mitad la dejo reposar en mi boca por dos o tres minutos y me la tomo.

La plata coloidal tiene que estar envasada en frasco de vidrio color ámbar o más oscuro, no lo pongas en recipientes de plástico. La puedes conseguir en tiendas de productos orgánicos o por internet.

Agua oxigenada

El agua oxigenada es una de las herramientas más fabulosas que pueden existir para mí. Casi en todas las casas hay un bote de agua oxigenada y es lo más sencillo para limpiar nuestras frutas y verduras con ella, así como darle algunos otros usos que te voy a compartir.

Cómo desinfectar frutas y verduras con agua oxigenada

Vamos a lavar con agua y jabón orgánico nuestras frutas y verduras lo mejor posible, y después vamos a dejarlas reposar de 15 a 30 minutos en agua limpia, por cada litro de agua agrega una cucharada de agua oxigenada, ¡y listo!

Agua oxigenada en mi vida

Después de lavar tu fregadero, tu tabla de cortar y tu barra en la cocina, rocía con un atomizador con agua oxigenada para quitar gérmenes o bacterias. Igualmente, después de limpiar con agua y jabón orgánico el refrigerador, el congelador y los utensilios de cocina, rocíalos con agua oxigenada, déjala actuar 15 a 30 minutos y sólo limpia con un paño.

Agrega al cepillo de dientes 10 gotas de agua oxigenada y así déjalo, hasta que lo vuelvas a utilizar lo enjuagas.

El escusado se puede lavar perfectamente con agua oxigenada, con un atomizador.

Rocía los juguetes de los niños y, después de 15 minutos, con papel o un paño quita el exceso.

Cómo guardo mis alimentos y mis jugos

Cuando vamos a iniciar con este cambio de hábitos e incluir más frutas y verduras a nuestra vida es importante que no se nos haga pesado.

Después de lavar tus alimentos y dejarlos secar, vas a dividirlos según tus necesidades. Yo divido todo en siete días para mis jugos, lo guardo en bolsas herméticas de plástico e incluyo lo que necesito para el jugo de la mañana y para el de la noche en otra bolsa. Cada una de las bolsas tiene marcado el día correspondiente, por ejemplo: lunes/mañana y lunes/tarde-noche.

Como me gusta tener variedad, hago el jugo para lunes, miércoles y viernes iguales, martes y jueves diferentes, y a los de sábado y domingo les agrego una fruta en el jugo de la mañana pero nunca en los que bebo después de las 12 del día (porque no me interesa agregar azúcar).

Los jugos se deberían beber en el momento en que se terminan de preparar, pues el contacto con el aire los oxida y pierden casi todas sus propiedades. La prensa fría o el masticador son los ideales para obtener más nutrientes, sin embargo, prepara tu jugo con el extractor que tengas, sólo procura beberlo de inmediato.

Si quieres preparar jugo para todo el día debes almacenarlo en un recipiente de vidrio, de preferencia color ámbar; si no tienes cúbrelo perfectamente desde el fondo hasta arriba con aluminio para que no entre nada de luz. Trata de que el jugo esté al borde de la tapa, que no tenga nada de aire, si tu jugo no llega a la tapa, agrega agua purificada y cierra de inmediato, esto no va a disminuir tus nutrientes y ayudará a que no se oxide. Te recomiendo tenerlo en un lugar fresco y que no pasen más de 12 horas para beberlo.

Congelar

Las frutas y los vegetales pueden durar entre ocho y 12 meses en el congelador. Mi sugerencia es que comas lo antes posible tus alimentos, y que si los vas a congelar los consumas antes de un mes.

No te recomiendo que congeles lechuga, rábanos, pepino, calabaza ni apio, tienen alto contenido de agua, perderán su sabor y cambiarán su nivel celular.

Cuando congeles verduras o fruta trata de guardarlas al fondo del congelador para que no se estén descongelando cada vez que abren la puerta, y siempre elimina el aire de la bolsa.

Algunos ejemplos:

Plátano

Cuando están maduros y su piel está haciéndose café es el momento apropiado para congelarlos, en ese punto están más dulces y justo en poco tiempo pueden empezar a echarse a perder, antes de que esto suceda, vamos a congelarlos.

Proceso: Quita la piel y corta el plátano en rodajas de uno o dos centímetros, o medio plátano, acomódalos separados en una charola con papel encerado y mételos al congelador por cuatro horas o hasta que estén congelados, luego los colocas uno a uno en una bolsa hermética que diga *plátano* y su fecha; le quitas el aire, la cierras y la acomodas en tu congelador.

Fresas, frambuesas o moras

Se lavan con mucho cuidado, se acomodan en una charola para hornear de igual forma que los plátanos, ya que están congeladas se pasan a una bolsa hermética. También lo puedes hacer directamente en la bolsa, todo dependerá de cómo te guste organizar tu refri.

Zanahoria

Se lava bien, se corta el rabo y se quita la piel. Se congela según tus necesidades, entera o en trozos, en bolsas herméticas, sin aire.

LOTS
— of —
LOVE

Capítulo 8

Conociendo a nuestros mejores aliados

Los alimentos pueden ser la forma más segura y potente de medicarse o la forma más lenta de envenenarse.

Ann Wigmore

Frutos secos

Los frutos secos son de lo mejor que podemos encontrar para la salud, la naturaleza nos ha dado un regalo perfecto con grasas saludables, antioxidantes, proteínas, vitaminas y minerales.

De estos frutos secos, las nueces son los mejores, con 30 gramos de nueces al día (siete u ocho) recibimos todas sus propiedades.

Estamos hablando de la nuez pecana, piñones, macadamia, pistachos y almendras, cada uno tiene su propio perfil de nutrición. Un cuarto de taza de nueces contiene más del 100 por ciento de lo que necesitamos de omega-3 de origen vegetal, también contienen manganeso y cobre.

Las nueces nos ayudan a mantener sano el corazón, contienen antioxidantes muy poderosos para eliminar radicales libres; la nuez contribuye para prevenir el daño al hígado, Incluyendo un puño de éstas cada tercer día se puede reducir el riesgo de cáncer de mama y próstata.

El consumo de nueces puede ayudar a la salud mental, contienen una serie de compuestos neuroprotectores, incluyendo vitamina E, ácido fólico, melatonina, grasas omega-3 y antioxidantes. Reducen la inflamación y nos ayudan a permanecer en nuestro peso ideal.

Para los hombres consumir de 75 a 100 gramos de nueces diariamente les ayuda a mejorar la calidad de su esperma. Si tienes diabetes, consumir 100 gramos de nueces al día mejora tu metabolismo y te puede ayudar a bajar los niveles de insulina.

Contar con esta opción para mejorar la salud, no tiene precio, consumir alimentos reales y poderlos traer contigo en donde quieras puede ser una buena alternativa para mejorar tu estilo de vida.

Hojas verdes

Estas hojas deben su color a la clorofila, aportan pocas calorías y son ricas en fibra, vitaminas A, C, E y K, y complejo B, y minerales como calcio, hierro, potasio y magnesio. Entre las verduras de este tipo se encuentran: la acelga, el apio, el berro, el brócoli, las coles, la coliflor, la espinaca, la arúgula, la lechuga, la escarola y la col, entre otras.

La acelga

Es un alimento básico en la nutrición, mientras más verde sea más cantidad de vitaminas posee. Después de la espinaca es la más rica en calcio, tiene una gran proporción de magnesio y vitamina C; si se consume cocida reduce enormemente sus propiedades, como todos los vegetales. Es laxante y digestiva.

El apio

Vegetal cuya parte comestible más difundida es el tallo, es un gran diurético gracias a un aceite esencial que ejerce un efecto dilatador sobre los vasos renales y favorece de esta manera la eliminación de agua y sustancias tóxicas por la orina. Es útil en caso de gota y retención de líquidos, y resulta eficaz contra afecciones articulares y diversos reumatismos. Es de gran ayuda en la hipertensión arterial ya que es rico en potasio, además tiene efectos tranquilizantes y se recomienda consumirlo para eliminar el acné, ya que es un depurador de la sangre. Su mayor componente es el agua, por lo que se trata de una hortaliza de escaso valor calórico.

El berro

Delicioso en ensaladas, tiene un alto contenido en sales y minerales (potasio, calcio, hierro, azufre y sodio), es rico en fibra y en vitamina C, asimismo contiene vitamina A.

El brócoli

Se considera el enemigo del cáncer, previene infartos y ayuda a adelgazar. El brócoli puede destruir toxinas y carcinógenos, es rico en magnesio, betacarotenos, vitaminas A y C, es imprescindible en los procesos de división y multiplicación celular. Se recomienda para quienes padecen gota debido a su gran contenido de calcio, hierro y vitamina C. También tiene propiedades diuréticas, antianémicas, laxantes y depuradoras de la sangre.

La espinaca

Tiene un elevado valor nutritivo, riqueza vitamínica y alto contenido de hierro que le da un elevado poder antianémico. Es rica en betacarotenos —que cumplen una importante función anticancerígena— y vitamina C, pero ojo: gran parte de ésta puede perderse durante la cocción. También es rica en vitamina B9 (folato), magnesio y calcio. La espinaca ayuda a aumentar la hemoglobina; protege las membranas mucosas del estóma-go y previene úlceras gástricas; favorece los procesos intestinales; fortalece los músculos, especialmente los del corazón, es por esto que previene enfermedades cardiovasculares e hipertensión; es antioxidante; contiene ácido fólico y potasio que ayudan a no padecer problemas neurológicos, y protege y fortalece todo el organismo.

Las semillas

Una semilla es vida, alimento vivo; una semilla cruda, cuando se re-moja, se hace viva y así siempre será sinónimo de nutrición.

Top de las semillas más saludables

Prepárate para enamorarte de las semillas, agradecerás su exis-tencia, y tus hábitos poco a poco irán cambiando al experimentar las bendiciones de los diferentes alimentos que la naturaleza nos ofrece.

Semillas de chía

Una cucharada de chía contiene:

- Dos y medio veces más proteína que en los frijoles.
- Siete veces más vitamina C que en las naranjas.
- Diez veces más fibra que en el arroz.
- Ocho veces más omega-3 que en el salmón.

Muchas semillas son comestibles y gran parte de las calorías humanas proceden de ellas, especialmente de las legumbres y frutos secos. Las semillas también ofrecen la mayoría de aceites de cocina, bebidas y muchas especias. Hay sólo una forma de obtener sus nutrientes y es comerlas vivas, cuando son expuestas al calor producen sustancias tóxicas y sus nutrientes desaparecen, al asarlas su clasificación cambia de alimento vivo a alimento muerto.

Las semillas se deben remojar, consume semillas germinadas (previamente remojadas entre 12 y 48 horas, dependiendo de la semilla) sin sal, evita semillas tostadas y recubiertas de azúcar.

- Tres veces más la fuerza antioxidante que en los arándanos
- Tres veces más hierro que las espinacas.
- Quince veces más magnesio que en el brócoli.
- Seis veces más calcio que en la leche.

Son ricas en vitaminas y minerales, excelente fuente de fibra, proteínas y antioxidantes, son la fuente vegetal más rica de ácidos grasos omega-3. Su consumo ayuda a reducir el dolor en las articulaciones, a perder peso, da energía y protege contra enfermedades como la diabetes. Comer semillas de chía beneficia la salud del corazón y la función cerebral, mejora la depresión y la artritis reumatoide. Remoja la chía por seis horas para que recibas sus nutrientes, al remojarla se activará el mucílago que es la cubierta gelatinosa. Te recomiendo enjuagarlas bien —antes de ponerlas a remojar— con leche vegetal de tu preferencia.

Semillas de granada

(Media taza como porción)

Las semillas de granada son una fuente rica de antioxidantes, ayudan a proteger las células del cuerpo contra los radicales libres, causantes del envejecimiento prematuro. El jugo de granada ayuda a bombear el oxígeno en la sangre, los antioxidantes evitan los coágulos, reducen el riesgo de cáncer y enfermedades del corazón, y previenen la baja densidad del colesterol, así como el endurecimiento de las paredes de las arterias con exceso de grasa.

Semillas de lino

(Una o dos cucharadas como porción)

La fibra de las semillas de lino ayuda a perder peso, suprime el apetito y el incremento en los niveles de lípidos y colesterol en la sangre, lo cual reduce riesgos de ataque al corazón o accidentes cardiovasculares. Sus propiedades ayudan a promover la función intestinal, estabilizar los niveles hormonales, eso minimiza los síntomas del síndrome premenstrual y la menopausia, así como el riesgo de desarrollar cáncer de mama y de próstata. Pero algo indispensable: debes beber suficiente agua para que funcione.

Te recomiendo que antes de consumirla la hagas polvo en tu licuadora, así podrás absorberla adecuadamente.

Semillas de calabaza

Cien gramos de semillas de calabaza para complementar tus alimentos harán que sean ricos en proteína. Pueden proporcionar 54 por ciento de las necesidades diarias en términos de proteína. En lugar de consumir pastillas de complejo B, trata con semillas de calabaza. Si sufres de depresión, las semillas de calabaza pueden ayudarte.

Semillas de girasol

(Un cuarto de taza como porción)
Las semillas de girasol son una fuente de vitamina E que viaja por todo el cuerpo neutralizando los radicales libres que de otro modo dañan estructuras que contienen grasa y moléculas, tales como las membranas celulares, las células del cerebro y el colesterol. Son una buena fuente de magnesio, que ayuda a reducir la gravedad del asma, disminuir la presión arterial alta, prevenir la migraña y reducir el riesgo de ataque cardíaco y derrame cerebral.

Tanto las semillas de calabaza como las de girasol deben remojarse 12 horas, las enjuagas y las dejas secar; se pueden guardar en el refrigerador o las utilizas para hacer leche.

Frutas

Las frutas son los alimentos más llamativos por sus colores y formas, son parte de los comestibles con mayor cantidad de nutrientes y sustancias que benefician la salud. Lo mejor es comer frutas crudas para asegurarnos la ingesta máxima de vitaminas, se recomienda consumir de tres a cuatro piezas diarias.

Las frutas, al igual que los vegetales, sobreviven a la intemperie y a las agresiones meteorológicas, esto es posible gracias a las sustancias protectoras y antioxidantes que poseen. Estas mismas características son las que nos protegen al consumirlas, comiendo frutas llenamos de vida nuestro organismo ya que contribuyen con gran variedad de minerales y vitaminas, principalmente C (los kiwis, fresas y cítricos son los más ricos en ésta), hidratan el organismo y ayudan al buen funcionamiento del aparato digestivo; asimismo, contienen antioxidantes naturales, facilitan el drenaje al ser diuréticas y aportan fibra. Las frutas no contienen grasa, excepto los frutos secos, el aguacate y el coco, ricos en aceites que benefician nuestro organismo.

Mis jugos

Es muy fácil hacer jugos verdes, la base de un jugo es pepino y apio, después agregas hojas verdes como berza, acelga, lechugas, hojas de betabel o espinaca, vegetales como rábano, calabaza, betabel, zanahoria, pimientos y brócoli, para definir el sabor y ayudar a recibir los nutrientes puedes agregar jugo de limón sin cáscara y dos o tres centímetros de jengibre. Recuerda que los jugos se hacen solamente en extractor.

Convertir las verduras en jugo es la forma más sencilla de aportar una gran cantidad de vitaminas y minerales a nuestro organismo, lo que nos llevará a una vida saludable en su totalidad.

Lo recomendable es incluir seis porciones de verduras diariamente, cosa que pocos hacemos. Los jugos nos ayudan a hacerlo sin problema alguno y hasta podemos incluir vegetales que no nos gustan pero cuyo gran valor nutricional conocemos.

Los jugos pueden mejorar nuestra salud rápidamente porque nos ayudan a absorber todos los nutrientes, esto es indispensable porque la mayoría no tenemos excelente digestión gracias a las malas elecciones de los alimentos. Los jugos nos ayudan a predigerirlos para recibir más nutrientes y a tener mayor cantidad de enzimas.

Beber un buen jugo verde por la mañana nos dará un impulso bárbaro de energía, con esto podríamos evitar la estimulación del café. ¿Sabías que un jugo verde, 100 por ciento natural, magnifica tu energía porque te ayuda a absorber todos los nutrientes de los vegetales, y que el café sólo te presta energía? Si bebes café constantemente necesitarás volver a tomarlo para mantenerte alerta; con los jugos verdes, en 20 minutos no sólo estás alerta, también te sientes ligero, contento, más despierto, es una sensación que sólo puedes comprobar si los bebes. Y además de todo, te pueden ayudar a quemar grasa, perder peso y sanar muchas enfermedades.

Imagina que para mejorar tu salud puedas consumir de 500 gramos a 1 kilogramo de vegetales al día, si te los haces en ensalada veo difícil que lo puedas hacer diario, pero si te los preparas en un jugo, puedes tener más variedad y agregar aquellos vegetales que no se te antojan tanto pero que sabes tienen un alto valor nutricional, es mucho más fácil y eficiente.

En un principio puedes creer que hacer todos los días jugo está de flojera, pero si lo intentas verás que no, es súper fácil, son deliciosos y te vas a sorprender de lo que puedes disfrutar y, aparte de todo, tu salud mejorará en todos los sentidos. Recuerda que los jugos deben estar ricos, saber bien, si te da asco o tienen sabor raro es porque tal vez no se lavaron como debe ser y tienen pesticidas. Si te dan nauseas, no te lo tomes.

Para mí es natural beber jugo todo el día, lo disfruto y me hacen sentir satisfecha y contenta; en el momento que despierta tu organismo y tu sensibilidad con los beneficios de los jugos, difícilmente los alejarás de tu vida. Es importante recordarte que un buen extractor te ayudará a disfrutarlos más.

Un jugo de vegetales con un poco de *chlorella* (media a una cucharadita, ayuda a eliminar metales pesados y si apenas empiezas con los superalimentos agrega menos y vas aumentando hasta una cucharadita) y dos cucharadas de aceite de coco es una gran opción, (éste ayuda a absorber mejor la vitamina K, importante porque ayuda a absorver el calcio y así tenemos huesos más fuertes) también puedes agregar en lugar de aceite de coco un puño de semillas de calabaza o girasol; ya que está hecho tu jugo lo licúas con las semillas y listo.

El ajo también es una gran opción, tiene tantos poderes curativos y mantienen nuestro organismo sano que podrías agregar uno o dos dientes de ajo a tus jugos, en el extractor.

Los jugos de frutas me gustan, pero debo decirte que son dos opciones diferentes, al jugo de vegetales le puedes agregar un poco de piña o manzana verde cuando inicias, pero ve quitándolos poco a poco para que veas los resultados que te regalan los vegetales soli-tos. Podemos hacer jugos con zanahoria y betabel, son buenísimos antioxidantes, y los podríamos agregar unas tres veces a la semana.

Cuando incluyas kale, col rizada o berza sólo agrega dos o tres hojas a tu jugo, son fuertes, tienen gran contenido nutricional pero pueden cambiarte el sabor y no quiero que dejes tus jugos por nada.

Todo lo que comemos o bebemos afecta lo que sentimos y pen-samos, nuestra actitud, el aprendizaje, la memoria, todo influye según el tipo y la calidad de los alimentos. Comer bien y balanceado en nutrientes ayudará no solamente a que nuestra memoria esté activa, sino a reducir riesgos de enfermedades degenerativas como el Alzheimer o el Parkinson.

Jugo para la memoria y la concentración

Bebe este jugo cuando necesites concentrarte, es poderoso para la memoria, para prevenir y tratar Alzheimer. Se lo puedes dar a tus hijos para que estén más atentos en la escuela.

La zanahoria, la espinaca y el betabel contienen ácido fólico, zinc y hierro, que ayudan a oxigenar la sangre de una forma rápida y efectiva, la manzana activa las funciones cerebrales por su contenido en fósforo; cuatro poderosos ingredientes reales que te harán sentir con más vitalidad. Te recomiendo beberlo antes de las nueve de la mañana.

Ingredientes

- Un betabel pequeño sin piel
- Un manojo de espinacas
- Una manzana verde pequeña sin piel

- Tres zanahorias medianas sin piel.
- Un vaso de hielo (opcional).

Todo va en el extractor. Bébelo en el momento.

Jugo para tener energía

Este jugo es tan maravilloso que no sólo te dará energía, también activará el sistema inmunológico y te ayudará a desinflamar. Si tienes dolores en articulaciones, si quieres activar tu metabolismo y perder algo de grasa, esta es una buena opción.

El ingrediente principal es el jengibre, conocido por su contenido antioxidante, antiinflamatorio, activa el sistema inmunológico y tiene propiedades analgésicas.

Ingredientes

- Cinco centímetros de jengibre sin piel.
- Un pepino sin piel.
- Una manzana verde chica.
- Cinco hojas de espinaca o acelga.

Todo en el extractor. Bébelo en el momento.

Granada: antioxidante total

Beber un jugo con estos beneficios es indispensable para nuestra salud. Los antioxidantes y propiedades de la granada ayudan a inhibir la invasión de células cancerígenas. Reducen el dolor de las articulaciones y la inflamación cuando se tiene artritis y ayuda a prevenir infartos.

Las granadas contienen tres tipos de polifenoles llamados antioxidantes, incluyendo taninos, antocianinas y ácido elágico, también contienen vitamina C antioxidante, una pieza proporciona alrededor de 40 por ciento del requerimiento diario de esta vitamina.

Ingredientes
- Una a tres granadas, depende del tamaño y la buena extracción de su jugo.

Preparación
Se quita la piel de la granada y de los granos se extrae el jugo, ya sea en una prensa fría o en un exprimidor de naranjas. Te recomiendo beberlo en ayunas.

Jugo verde para nutrir nuestras células

Nutrir nuestras células es indispensable, y más cuando no estamos acostumbrados a comer verduras diariamente. Con este jugo obtienes antioxidantes, aceites esenciales, vitaminas, minerales y te beneficias de sus propiedades antiinflamatorias. Este jugo sí es un alimento completo porque le estamos agregando aguacate, este puede sustituir una comida, recomiendo que sea la cena.

Ingredientes
- Un pepino sin piel.
- Seis tallos de apio.
- Dos centímetros de jengibre o el jugo de medio limón.
- Tres tazas de espinaca o acelga.
- Un cuarto de taza de betabel sin piel.
- Medio a un aguacate.

Todo al extractor, menos el aguacate y el jengibre o limón; cuando ya tienes el jugo, lo licúas con éstos.

Mamuca: licuado para activar tu sistema digestivo (para hacer popó)

Para descubrir este licuado me llevó mucho tiempo de hacer combinaciones y probando en diferentes momentos. Consumirlo activará tu digestión y podrás ir al baño en menos de cuatro horas.

Ingredientes

- Una taza de jugo de naranja natural.
- Una y media taza de papaya.
- Tres tazas de espinaca o acelga sin tallo.
- Tres tazas de germinados (alfalfa, brócoli, trébol o amaranto).
- Dos cucharadas de aceite de coco (opcional).

Preparación

Este licuado es un alimento completo. En la licuadora procesa primero el jugo de naranja con la papaya hasta que quede bien licuado, después revuelve el germinado con la espinaca y agrégalo a la licuadora, que no se triture totalmente, que quede la fibra tanto del germinado como de las hojas verdes.

Bebe en ayunas medio litro de agua tibia-caliente con gotas de limón, a los 30 minutos toma el licuado poco a poco hasta terminarte todo, pueden ser de dos a cuatro vasos.

Este licuado contiene todos los nutrientes y mucha fibra, no te dará hambre y estarás nutrido. Tienes que beber agua tibia durante el día con gotas de limón, por lo menos bebe dos litros.

No te suelta el estómago, te ayudará a evacuar perfectamente sin dolor y a regularizarte.

Beber jugos naturales te aportará de inmediato grandes beneficios, primero te ayudarán a que tu salud se fortalezca, te sentirás de mejor ánimo, si tienes preocupaciones o problemas emocionales vas a poder experimentar el equilibrio que te proporcionaran los nutrientes. Somos lo que comemos, si tu alimentación está compuesta por proteína animal o productos que no son naturales todo se ve afectado: la salud, la forma en que vemos las cosas, las emociones, el ánimo, el sentido del humor, el mal genio, en fin.

No te estoy diciendo que dejes de comer lo que te gusta, sólo que pruebes comer más saludable. En el momento en que decides desintoxicar tu cuerpo de estos productos que no tienen nutrientes vas a identificar qué es lo que te caía mal, te causaba dolor, inflamación y flojera, porque después de probar alimentos naturales y regresar a los que no nutren, de inmediato detectamos qué pasa con éstos en nuestro organismo. Y te diré algo muy importante, cuando empiezas a comer saludablemente te sentirás más feliz, no es rollo, es real, es un efecto secundario que no podrás evitar.

Agua de frutas con vitaminas y minerales

El agua con fruta se ha convertido en la mejor protagonista para los días de calor. Es deliciosa, poderosa y al verla se antoja. Nadie se resistirá al placer de beberla y, lo mejor de todo, es saludable, ¡100 por ciento natural!

Son bebidas refrescantes y naturales, sin azúcar, por lo cual sólo traen beneficios a nuestra salud y figura, están hechas a base de frutas y agua, son preparadas sin la fuerza de ningún agente externo, esto quiere decir que se respeta el tiempo en que la fruta desprende su aroma y sabor al agua para disfrutarlas.

Éste es uno de esos casos en los que la creatividad te dará satisfacción, porque aunque tengo algunas recetas preestablecidas, lo ideal es jugar con las frutas, hierbas y vegetales que tengas en tu casa al momento de prepararlas. De cualquier forma te voy a pasar varias fórmulas que son un éxito.

Algunas combinaciones

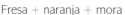

Fresa + naranja + menta   Frambuesa + lima + menta

Pepino + lima + menta   Arándano + lima + menta

Fresa + naranja + mora   Jamaica + menta + chía

El proceso de preparación es muy sencillo, debes cortar tus frutas o vegetales en rodajas, trozos o la forma que más te guste y ponerlos en un frasco, vaso o cualquier recipiente, de preferencia que sea de vidrio para que el material no afecte el sabor ni la frescura de la bebida. Después debes añadir las hierbas y por último el agua. Deja reposar el líquido por lo menos dos horas en tu refrigerador y disfruta la frescura y los beneficios vitamínicos de este fabuloso elixir de la naturaleza. También puedes agregar muchos cubos de hielo.

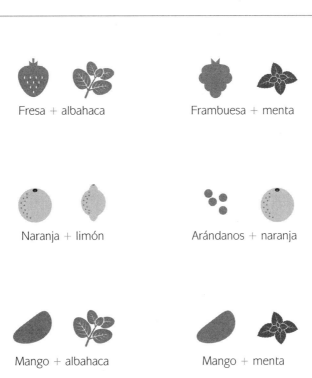

Fresa + albahaca

Frambuesa + menta

Naranja + limón

Arándanos + naranja

Mango + albahaca

Mango + menta

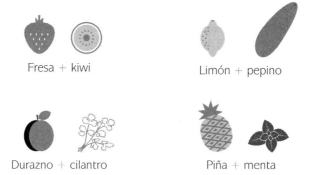

Fresa + kiwi

Limón + pepino

Durazno + cilantro

Piña + menta

Sandía + romero

Coloca en un envase de vidrio una hojita de romero, agrega hielo y sandia; en este punto tritura un poco los trocitos de sandía, sólo para que desprenda su jugo, y por último el agua.

Hojas de salvia + mora

Esta combinación es muy refrescante. Coloca las moras en el recipiente, tritura unas pocas para que desprendan su jugo y dejas otras sin triturar para que lentamente suelten su sabor, agrega las hojas de salvia, mucho hielo, la otra parte de las moras y agua. Luego tapa y guarda en el refrigerador.

Cuáles frutas usar

Las que tú desees excepto plátanos, preferiblemente las de temporada para que estén más frescas y resulten más económicas. La fresa, piña, frambuesa, mora, sandía, naranja y limón son algunas de las que dan al agua un sabor delicioso.

Frambuesa + Limón   Sandía + romero

Pepino + hojas de menta + limón amarillo + jengibre

Naranja + limón

En una jarra coloca las rodajas de naranja y limones sin piel.

Frambuesa + limón

Igual que en los anteriores, coloca primero la frambuesa y los trocitos de limón y procura triturar algunos para que desprendan jugo, luego agrega hielo y el agua.

Cada una de estas combinaciones las podrías preparar con agua de coco o agua purificada, agregar semillas de chía y hacer tu bebida aún más nutritiva.

La sandía y el melón no se pueden combinar con ninguna fruta, sí con especias, disfrútalas solas, no comas nada una hora antes y otra después, para que no afecte tu digestión.

Como opción puedes agragar hierbas, casi todas combinan perfecto con las frutas, depende de tu preferencia; las que más uso son menta, romero, hierbabuena y albahaca. Los ingredientes más populares para este tipo de bebidas son el pepino y el jengibre.

Cuánto tiempo duran

Con un envase de vidrio esterilizado y con tapa duran en el refrigerador hasta tres días. Nunca lo dejes de un día para otro a temperatura ambiente.

Recomendación: si no lo vas a tomar de inmediato, no le agregues hielo hasta el momento de servir; así, el sabor será más intenso.

Superalimentos

Los superalimentos han venido a revolucionar la vida de muchos para simplificar el consumo de nutrientes, lo ideal es utilizar variedad y con medida. Hay muchas marcas y opciones para comprar, te sugiero que leas perfectamente la forma en que están elaborados porque de eso depende la calidad de los nutrientes. No te recomiendo consumir productos que vengan envasados en lata, su conservación no es la ideal.

Superalimento es una palabra que se utiliza para calificar los productos de alimentación de origen vegetal, de gran riqueza nutricional y cuyo contenido en fitonutrientes provee un excelente nivel alimentario, por lo que contribuyen al bienestar y a la buena salud; además, son alimentos que tienen un alto poder antioxidante y muy pocas calorías, a lo que se suma su importante contenido en vitaminas, minerales y enzimas, y ejercen un poderoso efecto desintoxicante. A diferencia de las vitaminas sintéticas y los suplementos nutricionales del mismo tipo, son alimentos y por ello nos llegan en una forma que es reconocida y fácilmente asimilada por el cuerpo, de manera que al ingerirlos junto a otras comidas obtenemos el máximo beneficio. En resumen: son alimentos naturales que tienen más nutrientes por caloría que casi cualquier otro producto comestible conocido.

Las bayas de açai, de goji, la espirulina, los germinados de trigo, el polvo de chlorella, lúcuma, maca andina, las semillas de cacao, de chía y de lino, son sólo algunos de la lista. Entre los superalimentos hay raíces, hierbas, tubérculos, frutas y productos del mar que son sometidos a un proceso de deshidratación para ser consumidos en forma de polvo. Se hace así porque se encuentran en distintas latitudes del planeta y es más fácil transportarlos, conservarlos y consumirlos de esta forma. Una vez pulverizados y añadidos a las comidas y bebidas que tomamos, el organismo los asimila fácilmente y el aprovechamiento es mucho mayor.

Añadidos a nuestra alimentación diaria nos ayudan a compensar las deficiencias que nuestro cuerpo tiene y a eliminar restos nocivos, porque también tienen un importante efecto limpiador de los diversos sistemas orgánicos, lo cual propicia la labor depurativa de los órganos destinados a tal fin y la purificación de la sangre.

Bayas

Bayas de açai

Provienen de una palmera que crece únicamente en las zonas más húmedas de la selva brasileña del Amazonas, su fruto es el açai. La baya es pequeña, de color púrpura oscuro, semejante a la uva negra, su sabor es delicado y exótico. Contiene minerales como calcio, magnesio, zinc, hierro y potasio, al igual que del grupo B, y vitaminas

C y E. También es rica en ácidos grasos poliinsaturados como omega-3, 6 y 9, y aminoácidos, además de antioxidantes y proteínas.

Su potencial como alimento energético y antioxidante es difícil de superar, y por la cantidad de minerales y vitaminas que tiene remineraliza el organismo; por esta razón mejora los estados de cansancio y debilidad, regulariza los desórdenes alimenticios como la anorexia, e incluso actúa positivamente en procesos de envejecimiento combinados con fallos de memoria o fatiga mental. Este fruto es muy recomendable para personas que necesitan o desean perder peso porque es muy completo en nutrientes y contribuye a eliminar las toxinas y grasas que se van acumulando en el cuerpo, de manera que es un potente desintoxicante. Los antioxidantes que contiene hacen que el proceso digestivo se acelere para quemar las grasas saturadas que el cuerpo no necesita.

Puedes agregar una cucharada a tus jugos o licuados diariamente.

Bayas de goji

El goji es un arbusto del Himalaya, en el Tíbet, que crece en valles situados a cuatro mil metros de altitud. Los frutos son unas bayas de color rojo o anaranjado a las que se conoce también como "cerezas de goji", su contenido en antioxidantes es muy alto.

Entre sus propiedades destaca que actúa previniendo las enfermedades del aparato cardiocirculatorio y disminuye la presión arterial debido a su alto contenido en aceites omegas. Es muy recomendable para deportistas y personas que deben realizar gran esfuerzo o que están en fase de recuperación de cualquier enfermedad, ya que disminuye la fatiga y acrecienta los niveles de energía. Mejora el funcionamiento del sistema inmunológico para que el organismo se pueda defender del ataque de los radicales libres y otros productos oxidantes, así como de las infecciones de todo tipo.

Protege del envejecimiento y la neurodegeneración celular, y resulta apropiada para prevenir enfermedades como el mal de Alzheimer. Regula los niveles de glucosa de modo que contribuye a disminuir el apetito descontrolado, por lo que resulta muy buen aliado de las personas que deben adelgazar. Puedes agregar una cucharada a tus jugos o licuados diariamente.

Algas

Chlorella

Esta microalga contiene la mayor cantidad de clorofila de todos los alimentos que se conocen. Es un importante agente depurativo que actúa eliminando del organismo la toxicidad de los metales pesados, pesticidas y otros productos nocivos. Es una muy buena aliada en la lucha contra el cáncer y, además, eleva las defensas. Es muy rica en vitaminas del complejo B, entre ellas la B12, fundamental para elaborar hemoglobina, la renovación celular y el metabolismo, así como para un buen equilibrio del sistema nervioso; también proporciona vitaminas C y E, así como betacaroteno. Tiene un alto contenido en calcio, hierro, magnesio, potasio y zinc, así como en ácidos grasos esenciales y proteínas de fácil digestión. Se le encuentra en forma de polvo para añadir a jugos, batidos o jugos de verduras.

Espirulina

Su nombre se debe a su forma de espiral, es de color azul-verdoso intenso y representa una importante fuente nutritiva. Contiene 70 por ciento de proteínas de alta calidad, es decir, es el producto con mayor contenido proteínico. Sus proteínas se digieren más fácilmente que las procedentes de origen animal, además, contiene 17 aminoácidos de los que ocho son esenciales. En lo referente a las vitaminas, es rica en las del grupo B, muy benéficas para el sistema nervioso, ácido fólico, betacaroteno —eficaz contra las células cancerígenas—, y minerales como calcio, hierro, zinc, magnesio, selenio, fósforo y otros en cantidades menos apreciables. Como el alga chlorella, también es rica en clorofila, sirve para formar glóbulos rojos y limpiar al organismo de tóxicos, sobre todo el hígado y los riñones, lo que eleva la protección del sistema inmunológico. Para el sistema digestivo es especialmente benéfica, ya que actúa moderando las ganas de comer y contribuye a equilibrar los niveles de azúcar en la sangre, combate el estreñimiento, ayuda a regenerar la flora intestinal y protege los riñones. Limpia las arterias de grasas, por lo que regula el colesterol gracias a su riqueza en ácidos grasos como el linoleico y gamma-linoleico.

Kelp

Se encuentra en zonas poco profundas del litoral de la Patagonia, son aplanadas y largas, de aspecto semejante a las cintas de pasta, aunque son transparentes; tienen un leve tono pardusco. Tiene un rico sabor y sólo aporta ocho calorías por cada 100 gramos. Entre sus cualidades más importantes destaca que es ayuda imprescindible para la salud del metabolismo. Contiene una altísima cantidad de minerales, sobre todo de yodo, que influye en el funcionamiento metabólico. En cuestión del peso, las algas kelp te mantienen en el límite adecuado o contribuyen a que se pierda su exceso; por un lado debido a que el yodo hace que el metabolismo funcione bien, y por otro porque este alimento es muy rico en fibra que regulariza la función intestinal y combate el estreñimiento. También limpia las arterias y ayuda a mantener el colesterol bajo control. Yo le agrego una hojita de kelp a los frijoles y evito que produzcan gases en el organismo.

Maca

Es un tubérculo anual o bianual, nativo de las zonas más altas de Perú y de Bolivia. Tiene notables cualidades curativas y gran parte de su popularidad se asocia a que se le considera un poderoso afrodisíaco y un producto que propicia la fertilidad. Es también un buen desintoxicante, rejuvenecedor y reconstituyente, le llaman "la raíz de la juventud". Su fruto es una raíz o tubérculo parecido al rábano, y puede ser amarillo claro, rosado, morado, marrón o negro, su tamaño es de entre tres y seis centímetros de diámetro y entre cuatro y siete centímetros de longitud. Se seca naturalmente al sol y logra conservar sus propiedades nutritivas durante cuatro años, es muy rica en minerales como el hierro y contiene también proteínas y vitaminas. La maca es rica, principalmente en hidratos de carbono, tiene 10 por ciento de proteínas, abunda en fibra y es pobre en grasas. Tiene siete de los ocho aminoácidos esenciales, los que el organismo no sintetiza por sí mismo, de modo que para beneficiarnos de ellos hemos de ingerirlos con los alimentos.

Estimula la glándula tiroides en caso de hipotiroidismo y también la función pancreática; por eso es muy beneficiosa para diabéticos no dependientes de la insulina, para quienes padecen diabetes de tipo I les ayuda a mejorar las funciones del páncreas y a los de tipo II ayuda a regular la insulina. En general, actúa positivamente en el sistema nervioso, mejora la memoria, los niveles de energía y regula la producción hormonal. Entre sus beneficios para la salud sexual, combate la disfunción eréctil, la esterilidad y acrecienta la libido en ambos sexos, ayuda a enfrentar situaciones de estrés y ofrece más resistencia física y mental a los esfuerzos de todo tipo. Equilibra el humor, fomenta el crecimiento, regulariza la menstruación, alivia las molestias del síndrome premenstrual y los malestares propios de la menopausia. También tiene un efecto sedante y calmante del dolor.

Cacao

El chocolate crudo es uno de los superalimentos más saludables y valiosos en sus diversas formas: cacao, manteca de cacao, cacao en polvo, pepitas de cacao y cualquier tipo de derivado del chocolate crudo que esté elaborado a partir de cacao puro. Este producto no se somete a ningún proceso industrial, por lo que conserva todas sus propiedades y su riqueza en minerales como el cobre y el magnesio (necesario para la salud cardiaca), el zinc y el azufre, así como las vitaminas del grupo B y la vitamina C. El cacao también contiene sustancias como el triptófano, un precursor de la serotonina, que proporciona un sentimiento de alegría y bienestar, y otros compuestos similares que ayudan a combatir las tensiones y el estrés y acrecientan las emociones positivas. En cuanto a sus cualidades como antioxidante, triplica el nivel del muy popular té verde, de modo que neutraliza la acción de los radicales libres, contribuye a reducir los niveles altos de colesterol y protege de muchas enfermedades, entre ellas el cáncer.

Chía

Proviene de la planta *salvia hispanica* que crece en México y Guatemala. Su consumo se remonta a la época prehispánica, cuando fue considerada por los aztecas como una semilla sagrada, ofrecida a los dioses, utilizada en rituales y, además, usada como fuente especial de energía y fuerza para sus más preciados guerreros y atletas. Sus frutos contienen semillas de forma ovalada y de color pardo-grisáceo o rojizo, que son ricas en mucílago, fécula y aceite. Si son trituradas o molidas pueden utilizarse en la alimentación, y si se remojan en agua, debido a su gran poder absorbente, sueltan el mucílago, lo que convierte la mezcla de agua y semillas en un líquido gelatinoso. Esta semilla está compuesta por 20 por ciento de proteína, 25 por ciento de fibra alimentaria y 34 por ciento de aceite. La chía es alimento para el cerebro ya que es rica en ácido alfa-linoléico, el único ácido graso esencial omega-3, en un 64 por ciento; estos nutrientes son conocidos por hacer las membranas celulares más flexibles y eficientes que logran que los nutrientes estén mejor dispuestos y la transmisión nerviosa sea más ágil. En resumidas cuentas, ayuda a mejorar nuestro humor, memoria y función cerebral.

No contiene gluten, no se conocen componentes tóxicos en ella. Las semillas también son muy valoradas por su gran riqueza en antioxidantes, vitaminas y minerales. Entre sus cualidades destaca que mejora la función y el tránsito intestinal. Tiene 20 por ciento más proteína que cereales como la avena, el trigo y el arroz. Los huesos y los dientes se benefician de sus propiedades, ya que tiene seis veces más calcio que la leche. Por su alto contenido en magnesio contribuye a serenar el ánimo en situaciones de estrés, hace que descienda el colesterol malo, que aumente el bueno y regula también los triglicéridos. Ejerce un efecto rejuvenecedor sobre la piel, el pelo y las uñas. Tiene también una buena dosis de antioxidantes, vitaminas del complejo B, vitamina E y minerales, entre ellos, calcio, fósforo, magnesio, hierro, potasio, etcétera. Su contenido en sodio es muy escaso, lo que conviene a personas que sufren de tensión arterial alta. Pueden mezclarse con otras semillas e incorporarse a bebidas y platos dulces o salados; la mezcla de semillas de chía y semillas de lino se considera especialmente beneficiosa para el organismo.

La chía, ¡más que poderosa!

La chía, al ser portadora de proteínas, ayuda en la formación y mantenimiento de huesos, músculos, cartílagos, piel y sangre. Sin embargo, la chía no contiene proteínas simples sino proteínas completas, lo cual es inusual en una planta que sirve como alimento.

Está reconocida oficialmente como un alimento completamente libre de modificaciones genéticas. Hoy en día, 93 por ciento de los granos de soya, 93 por ciento del algodón, 86 por ciento del maíz y 95 por ciento del azúcar han sido modificados genéticamente.

Es un alimento completo porque contiene todos sus componentes originales: bran, germen y endosperma. Estudios médicos han demostrado que este tipo de alimentos completos ayudan a reducir la tendencia al sobrepeso y disminuyen las probabilidades de padecer enfermedades derivadas de la obesidad como las cardiovasculares y la diabetes.

La semilla de la belleza

Los aztecas solían aplastar las semillas de la chía para extraer su aceite, el cual utilizaban para curar y humectar la piel, y además servía como tónico y para crear pinturas corporales; asimismo, tiene la propiedad de ser antialergénico, lo cual la vuelve apta para su consumo por cualquier tipo de persona.

Chía para la pérdida de peso

Nuestro cuerpo no está diseñado para cargar exceso de peso, cuanto mayor es el peso de una persona en relación con su estatura, mayores son sus probabilidades de desarrollar una enfermedad como diabetes, hipertensión, embolias, cáncer, apnea o várices, entre otras.

Desecha la comida chatarra, bebe de ocho a 12 vasos de agua al día, cuida las porciones de comida; si consumes la proteína animal (pescado, pollo o carnes rojas) deben ser del tamaño de una caja de barajas, y una ración de fruta debe ser de tamaño mediano. Incluye la proteína de las plantas en tu alimentación como la chia, además de semillas, nueces y amaranto, corta el consumo de alcohol o disminúyelo considerablemente, también cafeína, incrementa tu ingesta de vegetales, corta el consumo de bebidas gaseosas o de dieta, bebe jugos naturales y aumenta tu actividad física.

Amaranto

Fue cultivado por los aztecas hace ocho mil años. Este pequeño grano es libre de gluten. Cuando es molido, la harina tiene un color marfil pálido, es una fibra muy saludable.

El amaranto es el único grano con un contenido documentado de vitamina C. Una taza de amaranto crudo también contiene 18 miligramos de fibra y 15 de hierro, en comparación, el arroz blanco contiene 2.4 gramos de fibra y 1.5 de hierro.

El amaranto tiene minerales como calcio, hierro, fósforo y carotenoides que la mayoría de los vegetales, una taza aporta 28.1 gramos de proteína. El amaranto contiene de seis a 10 por ciento de aceite, alrededor de 77 por ciento de ácidos grasos no saturados, incluyendo al ácido linoléico, requerido para una buena nutrición. Es una fuente de lisina, un aminoácido con un contenido de proteína comparable al de la leche, y es más fácil de digerir. El manganeso en el amaranto sobresale y contiene pocos carbohidratos.

Hoy en día lo podemos encontrar en diferentes presentaciones orgánicas, galletas o granola, por ejemplo, ideales para la alimentación de nuestros hijos.

Aloe vera

Desde que era una niña escuchaba las propiedades maravillosas del aloe vera y no es para menos pues este maravilloso superalimento posee 20 minerales, 12 vitaminas, 18 aminoácidos, propiedades antibacterianas, antivirales y antifúngicas.

El aloe vera es uno de los mejores protectores naturales del estómago. Reduce inflamación, problemas intestinales y ayuda a combatir el doloroso reflujo gástrico. La digestión lenta y la pesadez estomacal pueden ser tratadas con una cucharada de jugo de aloe vera antes de las comidas, tomar jugo de aloe antes de cada comida ayuda a reducir la acidez.

El aloe vera disminuye los accidentes cerebrovasculares, reduce las úlceras en el intestino y el estómago ya que ayuda a regenerar tejidos, se utiliza para tratar cándida y parásitos, reduce la inflamación y dolores artríticos, quemaduras de sol, regula el tránsito intestinal, inhibe la acidez y previene la diarrea. Las enzimas y coenzimas ayudan a la digestión, su acción bactericida libera las bacterias innecesarias del aparato digestivo.

Es rica en enzimas, vitaminas, minerales y nutrientes y estos permiten la reproducción de células nuevas. Su acción antioxidante es muy útil para ayudar a destruir los radicales libres que se producen en el proceso de la digestión.

Capítulo 9

Vamos por todo

Cuando realmente
te convences de que
tu salud es lo primero,
todo lo que hagas
valdrá la pena.

Rebecca Solano

Indispensable, sin enzimas no hay vida

Las enzimas son moléculas de proteínas que facilitan tareas específicas como la producción de energía y la descomposición de grasas para que los alimentos se disuelvan, pasen a través de las paredes intestinales y el torrente sanguíneo, y de ahí nutrir y reconstruir las células; esto va de la mano con el proceso de separar toxinas y desperdicios para su eliminación.

También ayudan a metabolizar las grasas, proteínas y carbohidratos, pues dividen los carbohidratos complejos en azúcares simples y las grasas, y aceites en ácidos grasos simples. Las enzimas que están en los alimentos vivos como los germinados ayudan a la autodigestión de los nutrientes que ellos contienen.

Desde el momento en que hueles una deliciosa comida, el cuerpo se pone en acción, secreta enzimas, amilasa que descompone los carbohidratos y almidón que se encuentran en la saliva. La proteasa ayuda a digerir las proteínas y la lipasa descompone la grasa.

Al masticar los alimentos que consumimos en porciones suficientemente pequeñas o casi licuadas, las enzimas logran que los nutrientes pasen a través de los intestinos y a la sangre, donde otras enzimas los utilizan para construir los músculos, huesos y sangre, así como para cuidar de otras funciones esenciales del cuerpo, como la respiración.

En estos tiempos en que la mayoría consume alimentos procesados se tiene deficiencia de enzimas, por ello cada vez más personas tienen problemas de vista, mareos, estreñimiento, calambres, pérdida de memoria y cáncer, entre otros. Las enzimas son indispensables para restablecer la salud del cuerpo, son necesarias para sus funciones físicas, mentales y emocionales. Cuando tenemos bajos niveles de enzimas, surgen todas las enfermedades, debido a que las células no han recibido la materia prima para limpiarse y regenerarse.

Como leíste, las enzimas ayudan a tu cuerpo a convertir los alimentos en músculos, huesos, nervios, glándulas y células orgánicas nuevas, además de que asisten en la eliminación tóxica del colon, riñones, hígado, pulmones y piel.

La vida no puede existir sin las enzimas, pues convierten los alimentos en estructura química que pasa a través de las membranas celulares del sistema digestivo al torrente sanguíneo.

En qué le afecta al cuerpo la falta de enzimas

1. Tamaño pequeño del cerebro.
2. Agrandamiento de hígado, riñón, corazón y páncreas.
3. Daño de las glándulas tiroides, pituitaria y adrenal.
4. El sistema inmune se debilita.
5. El cuerpo y la mente se deterioran.
6. Enfermedades degenerativas.
7. Muerte prematura.
8. Obesidad.
9. Mal funcionamiento del sistema digestivo.

Mi mejor consejo es que incluyas más alimentos naturales vivos a tu vida diaria.

Comida viva o Raw Food

Marcela Merino
Raw Food chef y Health Coach/www.rawdelicious.me

En este libro, Rebecca Solano habla sobre lo que significa una transformación con base en lo que ella ha vivido en 10 años y cómo gracias a estos conocimientos ha podido ayudar, alentar y guiar a los pacientes de *TransformaT*.

Uno de sus descubrimientos fue incorporar en su alimentación diaria la comida viva, Raw Food. Las enzimas que contienen estos alimentos son las que nos ayudan a mantenernos más saludables y sobreviven a temperaturas de hasta 47 °C o 118 °F.

Una manzana contiene todas sus enzimas para digerirla, si la cocinas a temperatura muy alta no tendrá enzimas y deberás pedir a tu cuerpo enzimas prestadas para proteger los órganos, sangre, huesos, tejidos y cerebro. Al pedir prestado, los órganos quedan expuestos a metales, químicos, etcétera, que ingerimos o inhalamos, y empiezan a deteriorarse. Ésta es una de las razones por las cuales sentimos dolores de cabeza, migrañas, depresión, artritis, diabetes, fibromalgia, obesidad y otras enfermedades crónicas muy comunes.

Es muy importante incorporar alimentos vivos, Raw Food, que reestructuran y protegen tus órganos, aparte de darte mucha energía, longevidad, mantenerte en tu peso ideal, dar brillo a tu piel, uñas y pelo, con lo cual estás más sano, con más ánimo, vitalidad ¡y sintiéndote feliz!

Una manera sencilla de incorporarlos es tomar por lo menos un jugo verde al levantarte, que sea lo primero que reciba tu cuerpo, ¡muchas enzimas!

Además de lograr un cuerpo más sano, es increíble lo rico y fácil que es preparar los jugos, *smoothies* y platillos.

¡Gracias, Marce Merino!

Equilibrio ácido-alcalino

Ahora, lo más importante para librarse de las células grasas innecesarias es mantener el cuerpo en un estado alcalino. Así es, estás leyendo correctamente. Quiero decirte que si tu cuerpo es ácido, difícilmente vas a eliminar las células grasas. Estamos hablando de la grasa que llega por la comida chatarra, embutidos y aceites para guisar. Esto quiere decir que sí debemos consumir una buena cantidad de grasas, pero saludables, de calidad, y aumentar el consumo de hortalizas verdes.

Pero lo indispensable en todo esto es mantenernos correctamente hidratados; cuidar lo que bebemos cambiará nuestra vida 180 grados. Cuando el cuerpo está más ácido que alcalino, se genera un ambiente que crea enfermedades, se retienen líquidos y se manifiesta el sobrepeso. A lo largo de los años, el organismo tiene una tendencia clara a "estar ácido"; somos víctimas de agotamiento, estrés, sedentarismo, contaminación, tabaco y, aún más grave, de la mala alimentación; si ésta no aporta los suficientes nutrientes alcalinos que llegan principalmente de la comida de origen vegetal, se manifestará celulitis, osteoporosis, diabetes, cáncer, parásitos, sida, cistitis y por supuesto, obesidad, entre otros problemas.

Cuando el cuerpo está ácido, el organismo se acompaña de una oxidación que favorece las inflamaciones, el envejecimiento celular y los procesos cancerígenos. Una alimentación con carne roja es acidificante y una que lleva vegetales es equilibrada, alcalina. Por ello es indispensable llevar una mejor alimentación, que seas consciente de todo lo que puedes prevenir comiendo sanamente. Consume alimentos naturales, ricos en nutrientes alcalinos y antioxidantes, como frutas y verduras orgánicas.

Alimentos alcalinizantes que debemos consumir

- Fruta madura y verduras frescas, crudas preferentemente, como limón, toronja, manzana, moras, aguacate y arúgula.
- Almendras, uvas, pasas y dátiles (sin azúcar ni sal).
- Hierbas aromáticas (menta, romero, hierbabuena, albahaca).
- Aceites vegetales de coco, oliva, almendras, aguacate, pescado (omega-3) y semillas de uva.
- Agua alcalinizada (mezclas agua con gotas de limón o un poco de bicarbonato de sodio).

Alimentos acidificantes que debemos evitar

- Carne.
- Embutidos.
- Galletas industriales.
- Productos lácteos, pasteurizados e industriales.
- Azúcar refinada, dulces, pasteles y harinas blancas.

No debes dejar de comer drásticamente los alimentos acidificantes; poco a poco cambia tus alimentos y dale protagonismo a los vegetales y a la comida orgánica en tu vida diaria. Créeme que no te arrepentirás.

Capítulo 10

Los fermentados

Cuando mejoras tus hábitos,
todo tu entorno mejora,
seguro lo vas a comprobar.
Rebecca Solano

Fermentados

La fermentación es la descomposición de sustancias orgánicas por la acción de organismos vivos, al descomponerse se hacen predigeridos y esto ayuda a la buena digestión, pues el cuerpo los asimila sin gastar mucha energía.

El proceso de fermentación ayuda a inhibir el crecimiento de microorganismos no deseados. Los alimentos fermentados son capaces de eliminar una amplia variedad de toxinas y metales pesados, y tienen enzimas, que también ayudan a desintoxicar el cuerpo para mantenerlo sano.

Nuestra flora intestinal es de suma importancia, el intestino trabaja como un segundo cerebro. La salud y la enfermedad se originan en el sistema digestivo, y la mayoría de las personas tiene una flora intestinal dañada por los antibióticos, pastillas anticonceptivas, medicamentos tomados por largo tiempo y por una mala alimentación.

Las bacterias benéficas de los alimentos fermentados ayudan a restaurar la flora intestinal y fortalecen el sistema inmunológico. Son una gran alternativa para sentirte mejor, para que tu sistema digestivo funcione como nunca antes, para que las enfermedades no lleguen tan fácilmente; en fin, son un alimento que deberíamos incluir diariamente.

Si nunca has comido alimentos fermentados, consumirlos en gran cantidad podría provocar una crisis curativa, lo que sucede cuando los probióticos matan a los patógenos del intestino. Comienza poco a poco, con una cucharadita en cada alimento. Te va a encantar cómo te sentirás.

El número de bacterias en el cuerpo supera al de células en 10 a uno, por eso es muy bueno tomar probióticos. No son una novedad; ahora se pueden encontrar en pastillas, pero existen desde hace tiempo, muchas culturas han fermentado sus alimentos y con esto consumían miles de millones de bacterias benéficas.

Los suplementos probióticos no superan los 10 billones de unidades formadoras de colonias bacterianas, pero las verduras fermentadas producen 10 trillones de unidades formadoras de colonias bacterianas que nos pueden mejorar la vida. Claro que si no fermentas y prefieres un suplemento de probióticos también es válido; pero si me preguntaras a mí, te diría que te pongas las pilas un sábado o un domingo para preparar tus fermentados y mejorar tu salud y la de los que amas. Es maravilloso alimentarnos y sanar.

Beneficios para nuestra salud

- Son antioxidantes.
- Regulan los niveles de azúcar en la sangre.
- Mejoran la memoria.
- Combaten el envejecimiento.
- Mantienen sanos los huesos.
- Regulan las evacuaciones.

Si sufres una crisis curativa cuando incluyas tus fermentados, baja la cantidad, una o dos cucharadas; la crisis es porque estás expulsando las toxinas de tu cuerpo. De la misma forma, si padeces acidez o gastritis, incluye poco a poco los fermentados a tu dieta, te ayudarán a equilibrar tu pH y verás cómo mejoras considerablemente.

Para mí, lo normal es consumir una taza al día. Tomo diferentes fermentados en diferentes momentos: en ayunas un *shot* o una cucharada, se lo agrego siempre a las sopas y les da un sabor diferente, en las ensaladas o como guarnición.

Si padeces gastritis, colitis o reflujo, inicia con una cucharada de sauerkraut antes de cada comida, comprobarás muy pronto sus beneficios, ¡es una maravilla!

Rejuvelac, fermentado de quinoa

El rejuvelac es el fermentado de la quinoa y es altamente enzimático. Es uno de los alimentos más importantes en el estilo de vida de alimentos vivos. Repone las enzimas que perdemos al cocinar los alimentos y tiene un alto contenido en vitaminas B, C y E; esta última nos ayuda a elevar los niveles de energía.

Una de las causas principales de las enfermedades es la falta de enzimas. Yo bebo uno o dos vasos de rejuvelac al día y me ayuda a tener enzimas para digerir y a que mi flora intestinal esté en buenas condiciones; lo agrego en los jugos, licuados o sopas.

Receta para preparar rejuvelac:

* Una taza de quinoa por dos tazas de agua.

Preparación

Se lava la quinoa tres o cuatro veces, se enjuaga, después se pasa a un recipiente esterilizado de vidrio y se inclina 45 grados para que escurra; se hace todo de nuevo dos veces, una después de ocho horas y otra después de 16. Por la mañana se enjuaga y se deja escurrir, y por la tarde se hace una vez más. En la noche se agrega el doble de agua de lo que estás preparando, por ejemplo, una taza de quinoa por dos de agua. La dejas reposar a temperatura ambiente por tres días, la cambias de recipiente y dejas sólo el líquido, lo guardas en el refrigerador y de ahí vas consumiendo lo que necesitas. Te recomiendo iniciar con una taza para comprobar el proceso y que pruebes los beneficios de este fermentado.

Sauerkraut o chucrut

Sauerkraut o chucrut es un alimento fermentado que nos provee de enzimas y promueve la buena digestión. Yo lo utilizo en ensaladas, lo licúo o lo revuelvo en sopas, se lo agrego a licuados y como guarnición en la comida. Me gusta hacerlo con diferentes alimentos, pero siempre con repollo (col) como base.

Ingredientes

- Dos repollos o coles.
- Media taza de alga *dulse*.
- Una taza de zanahoria rebanada finamente.
- Una taza de betabel rebanado finamente.
- Cúrcuma al gusto.
- Una jarra o frasco de dos litros de vidrio con tapa.
- Un recipiente grande de vidrio para mezclar o de acero inoxidable.

Preparación

Haz jugo de apio en el extractor.

Quita las primeras hojas al repollo o col; lávalas y desinféctalas muy bien, al igual que todo el repollo.

Guarda algunas hojas completas para el final.

Pica los repollos manualmente o con un procesador, puedes hacer todos los ingredientes juntos o utilizar la mandolina con la zanahoria y el betabel, según como quieras distribuirlos, y los puedes empezar a masajear con todo el jugo de apio para fermentar.

En el frasco pones el repollo y lo aplastas con los dedos o con un mazo de madera, que no quede aire, después agrega una cama de zanahoria, otra delgada de repollo, una de betabel, otra de repollo, una más de betabel, zanahoria y alga dulse y así hasta terminar. Es muy importante que no tenga aire y que esté bien colocado todo. Puedes espolvorear la cúrcuma cuando mezcles el repollo.

Antes de finalizar, acomoda las hojas de repollo alrededor del frasco y sigue agregando los ingredientes hasta llegar al final del frasco, unos cuatro centímetros antes de llegar al tope, aplastas todo con un vaso o algo pesado, lo tapas con las hojas de repollo, dejando por lo menos tres centímetros libres y lo cierras, pero NO herméticamente, dejas casi sobrepuesta la tapa, porque la fermentación produce dióxido de carbono y se tiene que ir liberando en el proceso; si lo cierras, puede explotar. Después lo cubres con una toalla de cocina para que no le dé la luz por varios días; según el lugar donde vivas, si hace mucho calor, puede estar listo en tres o cuatro días, si no, hasta en siete.

Cuando le quites la toalla y las hojas de repollo, lo tapas y lo metes al refrigerador; su duración es de hasta seis o nueve meses, incluso puede durar años; mientras más tiempo, sabe mejor y más probióticos tiene. Siempre guárdalo en el refrigerador; los fermentados nunca se congelan.

Podrías usar una hielera para almacenarlos, pero durante su proceso no la debes cerrar completamente, por lo que mencioné del dióxido de carbono.

Más ingredientes

Cuando cocino me gusta aprovechar todo, la fibra que sobra de los jugos va al deshidratador o a la composta, y guardo lo que queda de trozos de verduras para mis fermentados. Algunos de estos alimentos son pimiento rojo, amarillo o naranja, jengibre, ajo, cilantro, perejil, manzana, romero, albahaca y chiles. Todo lo corto o lo pongo en el procesador y listo, tengo diferentes fermentados.

Fermentado o tónico de betabel/kvass

Como todos los fermentados, ayuda a la buena digestión, protege contra las enfermedades infecciosas, mejora problemas con alergias, fatiga crónica, limpia el hígado y alcaliniza la sangre.

Yo bebo el fermentado de betabel en un *shot* en ayunas; se toma despacio; es ácido, pero rico. Si tienes acidez, reflujo o gastritis, sí lo puedes beber, sólo que poco a poco, cucharaditas harán la diferencia, vas a mejorar, ya verás.

Este fermentado es aún más sencillo de hacer. Sólo necesitas:

- Dos piezas grandes de betabel.
- Tres frascos de vidrio con tapa (un litro).

- Dos cucharadas de sal rosa del Himalaya.
- Un litro de agua.

Las cantidades dependerán de ti, esto rinde un litro.

Preparación

Lava perfectamente el betabel, le quitas la piel, lo cortas en cubos y lo acomodas en el frasco de vidrio.

En otro frasco agregas el agua con dos cucharadas de sal rosa del Himalaya, lo cierras y agitas hasta disolver la sal. Ya que está disuelta, agregas el agua al frasco con el betabel, no lo llenes totalmente, deja tres centímetros y ciérralo muy bien, porque recuerda que va a fermentar. Lo vas a dejar así por dos días, pero debes probarlo el primero y el segundo día. Cuando hayan pasado, viertes el líquido a otro frasco y lo refrigeras; puede durarte un mes o un mes y medio perfectamente. Puedes reutilizar el betabel que quedó con el mismo procedimiento; le agregas el agua con sal y listo.

Prueba hacer fermentados, la primera vez le vas a entender y las demás las vas a disfrutar porque te van a quedar cada vez más ricos; prueba diferentes versiones y, muy importante, marca cada frasco para que sepas qué fermentado es.

LOTS
— of —
LOVE

Capítulo 11

Con esto cambiará tu vida

Cuando enfermamos, lo ideal
es alimentarse con jugos y sopas
naturales, con alimentos vivos,
sin cocción, de esta forma
el organismo no trabaja
en una digestión larga que roba
energía para restaurar tejidos
y regenerar células.

Rebecca Solano

La sopa poderosa

Estoy segura de que te interesa mejorar tu salud, la de un familiar o adelgazar, y con esta sopa poderosa que te voy a recomendar estarás totalmente nutrido, satisfecho y además de todo podrás adelgazar.

Si no necesitas adelgazar, no te preocupes, la sopa lo que va a hacer es nutrirte, y si necesitas quemar grasa, te ayudará rápidamente a lograrlo. Digamos que es una sopa poderosa, pero nuestro organismo es tan perfecto que actuará según lo necesites.

La sopa poderosa es fácil de digerir, combina alimentos predigeridos, es altamente nutritiva, da energía y vitalidad, es un alimento completo, limpia y reconstruye la sangre y los tejidos, no bloquea canales de eliminación, es altamente alcalina y por lo tanto balancea el pH, es antiinflamatoria, antiviral, contiene proteína completa, hierro (cura la anemia), ayuda a conseguir el peso adecuado, te hace sentir en paz, ayuda a combatir adicciones y deseos obsesivos por la comida, los nutrientes son más fáciles de asimilar y es 100 por ciento fibra.

Si tu salud está comprometida o quieres adelgazar, por favor, prepara tu sopa tres veces al día (para el desayuno, la comida y la cena), así recibirás todos los nutrientes y tu organismo se fortalecerá.

La sopa licuada está predigerida, por lo que será mucho más fácil que puedas absorber los nutrientes ya que está llena de enzimas que te cambiarán la vida.

Cuando estamos enfermos y nos alimentamos con productos enlatados, proteína animal (carne roja), lácteos, embutidos, bebemos refrescos o consumimos alguna comida rápida como las hamburguesas, lo único que logramos es enfermarnos más o retrasar nuestra recuperación.

El sistema digestivo necesita muchas horas (entre tres y ocho por desayuno, comida o cena) para digerir los alimentos y absorber algunos de sus nutrientes; cuando tenemos problemas de salud o queremos adelgazar, necesitamos que nuestro organismo utilice esa energía fabulosa para regenerar tejidos, quemar grasa, reproducir células buenas y no estar agotado por estar digiriendo durante horas y horas productos nocivos para nuestro objetivo, que es sanar.

La solución es muy fácil: le damos a nuestro cuerpo alimentos vivos (verduras, hortalizas, frutas, germinados y semillas), sanos nutrientes y veremos un cambio fantástico. Tardaremos de una a tres horas para digerir, esto quiere decir que nuestro organismo no se agotará, sino que se recuperará rápidamente.

Ingredientes para las tres sopas del día

- Una taza de calabaza.
- Una taza de zanahoria.
- Un cuarto taza de germinado de lenteja.
- Dos tazas de brotes de girasol.
- Cuatro tazas de germinados variados, NO de soya.

- Dos tazas de espinaca.
- Una taza de verdolaga/ berza o col rizada.
- Una taza de agua o de rejuvelac.
- Una cucharada sopera de sauerkraut/chucrut.
- *Media taza de papaya.
- *Medio aguacate.
- *Un puñito de alga *dulse*.

*Estos tres ingredientes los agregas cada vez que hagas la sopa, le dan un toque especial, te gustará más.

Si tienes problemas con la tiroides, no uses espinaca, berza, col rizada ni alga *dulse*.

La sopa poderosa es universal, a nadie le hace daño, pero evita comer los siguientes alimentos, porque pueden causar inflamación o algún otro efecto cuando se tiene la salud comprometida: cebolla, ajo, pimientos, tomate, berenjena, brócoli, repollo, cebollín, nuez moscada, pepinillo y apio.

Preparación

Licuar la zanahoria, la calabaza y el germinado de lenteja con media taza de rejuvelac o agua.

Agregar poco a poco todos los ingredientes con la otra media taza de rejuvelac; si hace falta un poco más de líquido, se puede agregar agua o rejuvelac al gusto, hay que tratar de que quede espesa.

Para darle sabor se puede añadir el alga *dulse* —que le proporcionara un poco de sal—, albahaca fresca o cilantro.

Al servir se agrega media taza de papaya licuada o en cubos y medio aguacate en pequeños cubos.

No se calienta, se come a temperatura ambiente.

Esta receta rinde para las tres comidas, debe guardarse en un recipiente de vidrio cubierto con papel aluminio al que no le dé la luz, y no debe comerse después de 24 horas de haberla preparado.

Te comparto la receta de una crema para mantenerte bien nutrido y disfrutar de alimentos vivos.

- Dos tazas de leche de almendra, girasol, calabaza o coco, apenas tibia.
- Una pizca de cúrcuma.
- Medio ajo.
- Una cucharadita de cebolla morada picada.
- Un aguacate.
- Media cucharadita de sal rosa.
- Dos calabazas o dos chiles poblanos.

Todo se licúa y listo ¡Disfrútala!

Combinación de alimentos

La buena combinación de alimentos es indispensable para absorber los nutrientes, crear enzimas u obtenerlas, tener una correcta digestión, y si a esto le agregamos algunas comidas licuadas predigeridas y los fermentados, vamos a sentirnos cada vez mejor.

Combinar alimentos va de la mano con tu sensibilidad; nadie mejor que tú sabe qué te gusta más, qué te cae bien y qué no; sin embargo, hay reglas generales como:

- Beber líquidos antes o después de los alimentos (30-45 minutos), no mientras se come.
- Se pueden combinar las frutas ácidas con las semiácidas y las semiácidas con las dulces, pero no las ácidas con las dulces.
- Los melones y las sandías se comen solos, no se combinan entre sí ni con otro alimento. Y si lo vas a consumir espera una hora antes y otra después para comer otro alimento.

Sobre los melones

El melón es la fruta más alcalina, ayuda a superar cualquier situación de acidez; el agua de melón es de las mejores que podemos beber, así como la de coco. La corteza del melón es rica en proteínas, vitaminas A, C, D, enzimas y minerales. Los melones son bajos en calorías, sus propiedades ayudan en la reparación de tejidos y su ácido fólico B9 es muy bueno para las mujeres durante el embarazo.

Para obtener todas sus propiedades es importante hacer el jugo con su corteza y las semillas. Lo principal aquí es que si no es orgánico, debes quitarle la primera capa de piel con un cuchillo.

Si lo partes, no le quites las semillas para que no se seque, y recuerda no combinarlo con otros alimentos.

- Las proteínas densas como el coco, aguacate, nueces, pescado y carne no van con los almidones densos como los granos, papas, chícharos o alcachofas. Esto para facilitar la digestión.

Grupos de combinación de alimentos

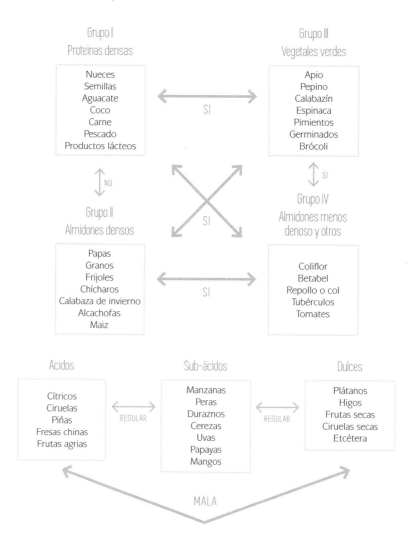

El tiempo que permanecen los alimentos en tu estómago

- Agua: 15 minutos.
- Jugos: 15 a 30 minutos.
- Pasto de trigo: 30 a 60 minutos.
- Rejuvelac: 30 minutos.
- Frutas: 30 a 60 minutos.
- Germinados: 60 minutos.
- Vegetales y granos: una a dos horas.
- Carne y pescado: cuatro horas mínimo.
- Mariscos: ocho horas mínimo.

Pirámide crudivegana para vivir en equilibrio

Frutas bajas en azúcar

Ácidos grasos esenciales omega-3 + omega-6

Semillas y nueces

Granos germinados y legumbres

Vegetales verde fuerte, vegetales amarillos y algas marinas

Sopa poderosa, jugos verdes-Sauerkraut-Rejuvelac

Capítulo 12

Mis amores

Amo la naturaleza
y las bendiciones
que nos aporta.

Rebecca Solano

Si lo pruebas, lo compruebas

Todo lo que te comparto es indispensable para mí, pero hay alimentos que siempre están en mi vida, he comprobado sus beneficios y por eso les llamo "mis amores". Cuando decidimos cambiar a esta alimentación tan maravillosa que es la de los alimentos vivos o incluimos más de ellos a nuestra dieta, créeme que la forma en que nos sentimos es simplemente maravillosa.

La salud es lo primero en lo que debemos pensar; tener salud es tenerlo todo. Hay un comunicado reciente, de octubre de 2015, de la Organización Mundial de la Salud (OMS) que dice que la carne roja y los embutidos pueden ser causantes de diferentes tipos de cáncer. Mi recomendación siempre es: *vive en equilibrio*, si disfrutas comer proteína animal y embutidos, hazlo conscientemente y trata de que 80 por ciento de tu alimentación consista en alimentos vivos, verduras, hortalizas, semillas y germinados. Te nutres, tienes energía y limpias tu organismo.

Yo soy crudivegana al 100 por ciento y cuando la ocasión no se presta, soy 80 por ciento porque es mi estilo de vida, me gusta mucho, quiero estar sana y afortunadamente lo disfruto, bebo y como lo que hay para el otro 20 por ciento, pero mi base son los alimentos orgánicos naturales y vivos. Ver que en una semana se compuso mi vida gracias a mi alimentación después de haber estado casi toda ella con problemas serios de estreñimiento no lo pago con nada. Y no sólo era el estreñimiento, muchas veces todo me daba flojera, me sentía triste, no me daban ganas de salir ni de hacer ejercicio, no me concentraba en lo que quería hacer, me daba gripe o alguna infección en la garganta... era un círculo vicioso.

¿Cuáles son mis amores? Mis amores son el aceite de coco, el pasto de trigo o *wheatgrass*, el aceite esencial de menta, la quinoa, el aguacate, el jengibre, la cúrcuma y la pimienta cayenne; afortunadamente están casi todos a diariamente en mi vida. Mi mejor recomendación es que en la medida de tus posibilidades trates de consumir alimentos orgánicos, y esto también incluye las hierbas.

Aceite de coco

El aceite de coco ¡es una maravilla! Ha sido utilizado desde épocas ancestrales no sólo con fines alimenticios, sino también como una poderosa fuente medicinal. Es un antimicrobiano y antiviral natural. Mi experiencia con el aceite de coco te la cuento aquí abajo.

Aplicaciones curativas

Es eficaz contra la gripe, influenza, herpes, mononucleosis, hepatitis C, úlceras estomacales, infecciones de garganta, neumonía, sinusitis, fiebre reumática, caries dentales, intoxicación por alimentos, infecciones en el tracto urinario, meningitis, gonorrea, hongos, como la cándida y parásitos que causan infecciones intestinales; combate bacterias como estreptococos, estafilococos y clamidia, entre otros. Como ya te expliqué, uno de los mayores problemas de salud que afectan a la sociedad occidental es provocado por el hongo *Candida albicans*, la cual se presenta principalmente en mujeres (cerca de 75 por ciento lo llega a padecer), quienes lo experimentan como un tipo de infección vaginal.

Consume grasas para perder peso

El aceite de coco es el aceite graso con menor cantidad de calorías y el que aporta mayores beneficios a nuestra salud, ya que produce energía y no se almacena como grasa. Ha sido, durante siglos, el secreto de belleza para el pelo y la piel de las mujeres polinesias, ya sea en forma de lociones, tónicos o acondicionadores, la textura cremosa del aceite de coco le permite ser absorbido rápidamente y darle a la piel y al cabello una apariencia más suave; en el caso de la piel, repara la sequedad, dureza y arrugas. Puede utilizarse también como humectante para labios.

Piel suave y joven

Constantemente nuestra piel se ve afectada y atacada por los radicales libres que se encuentran en el ambiente, que disminuyen su tonicidad, elasticidad y tersura, sin embargo, hay organismos en nuestras células llamados antioxidantes, cuya función es precisamente combatir los radicales e inhibirlos de manera que no la ataquen ni dañen. El aceite de coco actúa como un humectante natural para la piel; consigue prevenir y combinar los efectos de estos radicales libres, incluso protege durante la exposición solar y reduce inflamaciones crónicas en la piel.

Cabello

De la misma manera en la que proporciona poderes benéficos a nuestra piel, el aceite de coco resulta ideal para la salud y belleza del cabello: basta con aplicar dos cucharadas de aceite tibio, después masajearlo, dejarlo reposar toda la noche y lavarlo la mañana siguiente. El resultado es un cabello sedoso y con brillo. También combate la caspa, un problema común en los cueros cabelludos secos.

Efectos medicinales y en la alimentación

Previene enfermedades cardiacas, presión sanguínea alta, arterioesclerosis y embolias; asimismo, la diabetes y alivia los síntomas ocasionados por esta enfermedad. Ayuda a fortalecer huesos y dientes, promueve la pérdida de peso, protege de múltiples tipos de cáncer como el de colon y el de mama. Previene el envejecimiento prematuro y enfermedades del riñón, reduce ataques epilépticos, etcétera.

Bebés

La etapa de lactancia es una de las más importantes de la vida del bebé, la leche materna contiene ácidos que contribuyen a la absorción de nutrientes que mantienen al bebé libre de enfermedades, alergias e incluso malformaciones. La leche y el aceite de coco contienen los mismos tipos de ácidos que ayudan a nutrir y proteger la salud del recién nacido, por lo que son ampliamente recomendados para que tanto el bebé como la madre en etapa de lactancia lo consuman.

Beneficios del aceite de coco

Enfermedad de Chron

Es una enfermedad intestinal inflamatoria que se caracteriza por síntomas como diarrea, dolor abdominal, úlceras, anemia y pérdida de peso. Hasta el momento no se ha descubierto cura, los medicamentos ayudan únicamente a aliviar y controlar los síntomas, pero si persisten entonces se debe recurrir a una cirugía para remover el órgano que presente la infección; sin embargo, a finales de la década de los ochenta se descubrió que el consumo del aceite de coco desencadena múltiples beneficios que ayudan a minimizar los síntomas y aliviar la inflamación del intestino, y que sus propiedades antimicrobacterianas ayudan a matar a los microorganismos que causan esta enfermedad.

Osteoporosis

El aceite de coco es una fuente de nutrientes que permite la adecuada absorción de calcio y magnesio, lo cual ayuda a fortalecer los huesos y dientes, incluso cuando ya se padece una condición como la osteoporosis.

Infecciones virales

El aceite de coco puede exterminar virus de nuestro sistema, a diferencia de los antibióticos, que no logran este efecto. Además, hay que tomar en cuenta que los medicamentos especializados para virus generalmente cargan con efectos secundarios que causan daños en otras partes del organismo.

Por otro lado, es completamente natural e inofensivo, y su consumo nos ayuda a prevenir, e incluso tratar, enfermedades de tipo viral.

Otras enfermedades serias

El cáncer, en todas sus formas y variantes, es la segunda enfermedad más común. El aceite de coco, sin embargo, posee múltiples beneficios que ayudan a nuestro sistema inmunológico a fortalecerse, a combatir más rápido y con mayor fuerza los radicales que ocasionan esta enfermedad. Otros padecimientos que el consumo del aceite de coco previene son los del páncreas, riñón, próstata, diabetes y epilepsia.

Mejora tu salud

El aceite de coco estimula nuestro metabolismo, incrementa nuestra energía, mejora la función de la tiroides, logra eliminar la grasa extra almacenada en nuestro cuerpo y a la vez previene o trata la obesidad.

Alimenta tu salud

El uso regular del aceite de coco puede provocar un cambio dramático en nuestras vidas. Si padeces sobrepeso, te ayudará a adelgazar; si sufres problemas digestivos, te ayudará a contrarrestarlos; el aceite de coco tiene el poder de hacerte sentir y ver más joven, darte más energía, protegerte contra enfermedades e infecciones y prevenir enfermedades degenerativas del corazón o cáncer.

Hay tres maneras de incorporar el uso del aceite de coco en nuestras vidas:

1. Utilízalo en la cocina, como aderezo o para la cocción de alimentos. Es el único aceite que permite altas temperaturas sin modificarse.
2. Come coco y productos de coco como parte regular de tu alimentación.

3. Aplícalo sobre tu piel y cabello para absorber sus beneficios curativos directamente en el cuerpo.

Es importante saber cuál es la cantidad de aceite de coco que debemos consumir diariamente para recibir todos sus beneficios nutricionales y medicinales. Para un adulto de estatura regular, una dosis base es tres cucharadas y media al día (50 gramos). Sin embargo, ¿cuánto es demasiado? En muchos estudios se ha comprobado que no existe daño alguno que el aceite de coco pueda provocar en nuestro organismo, ni siquiera si su consumo supera la cantidad promedio que se indica. Cuanto mayor es su consumo, mayores son los beneficios que aporta.

Otras fuentes de este aceite provienen directamente de la carne del coco, la leche de coco o el coco seco. En todas estas variantes puedes incorporarlo en tu alimentación. ¡Disfrútalo!

Pasto de trigo o wheatgrass tu arma secreta, sangre verde

Se ha demostrado que el *wheatgrass* produce rápidamente glóbulos rojos después de su ingestión. Se normaliza la presión arterial alta y estimula el crecimiento de células sanas del tejido. Purifica y limpia la sangre. Alcaliniza y desintoxica, reestructura la sangre y tiene un gran efecto en el sistema circulatorio y el suministro de oxígeno.

El pasto de trigo o *wheatgrass* es un superalimento completo que contiene todas las vitaminas y la mayoría de los minerales necesarios para el mantenimiento y el bienestar humano. Esta potente clorofila cruda es también una proteína completa que contiene 17 aminoácidos que la hacen un alimento tres veces más proteico que la carne. Contiene casi 30 enzimas y un poderoso antioxidante que inhibe la formación de los radicales libres. Además, es apto para celíacos, porque aunque sea trigo, no tiene gluten, ya que éste se encuentra en la semilla.

Los alimentos que más clorofila poseen son las hierbas de cereales, la alfalfa y las algas. Las hojas de trigo tienen una alta cantidad de clorofila (alrededor de 70 por ciento). La molécula de clorofila es idéntica en estructura a la hemoglobina, excepto que, mientras la hemoglobina tiene un átomo de hierro en su centro (que le da su color rojo), la clorofila tiene magnesio (que le da el color verde). De este modo, la clorofila nos provee de una forma prefabricada de hemoglobina que nuestro cuerpo asimila y conseguimos depurar y reconstruir para enriquecer nuestra sangre por el efecto de la dilución de la clorofila en ella. Para decirlo más fácil: es como si al beber el jugo de pasto de trigo estuviéramos haciéndonos una transfusión de sangre verde que se mezcla con nuestra sangre y consigue purificarla y enriquecerla.

El *wheatgrass* es una fuente muy potente de enzimas. Es un energizante, y la vitalidad que obtenemos a partir de un *shot* de pasto de trigo es equivalente al valor nutricional de alrededor de dos kilos de vegetales verdes orgánicos en contenido de vitaminas y minerales. En un estómago vacío, el jugo es asimilado en la sangre en unos 20 minutos. En el momento en que bebes el jugo de pasto de trigo fresco notas enseguida que tu cuerpo toma esa vitalidad y energía viva de las hojas y tienes la sensación de estar más vivo y radiante durante todo el día.

Altamente alcalinizante

Lo que habitualmente llamamos *enfermedad* es sólo un síntoma del estado de desequilibrio al cual hemos llevado a nuestro organismo. En sí mismo, el cuerpo humano tiene gran cantidad de maravillosos mecanismos para resolver problemas a los que puede verse sometido: excesos, carencias, toxicidad, etcétera.

La química de nuestro cuerpo (órganos, tejidos, células) en un estado óptimo es de 20 por ciento ácida y 80 por ciento alcalina. Cuando comemos, introducimos alimentos que incrementan la formación de ácidos en nuestro organismo y desequilibran la balanza, es entonces cuando se vuelve vulnerable a infecciones y enfermedades. Por eso, desde el punto de vista de la salud, una de las mejores medidas que podemos tomar es alcalinizarnos para ayudar a restaurar nuestro nivel de pH. Al preservar la alcalinidad natural del cuerpo difícilmente enfermamos, ya que la mayoría de las afecciones necesitan estados ácidos para desarrollarse. El pH de nuestra sangre es 7.4 y el del jugo de pasto de trigo también; si lo tomamos, neutralizamos los ácidos y ayudamos a restablecer nuestro pH al nivel óptimo, por eso es uno de los alimentos con el potencial de alcalinidad más elevado.

La clorofila

La ciencia ha demostrado que la clorofila es un germicida potente que destruye cierto tipo de gérmenes responsables de la propagación de ciertas enfermedades y paraliza algunos otros que son igual de perniciosos para nosotros. Este efecto antiséptico establece un entorno desfavorable para las bacterias perjudiciales, neutraliza las infecciones, incrementa la resistencia y combate directamente las enfermedades; estimula la producción de glóbulos rojos, la oxigenación de todas nuestras células y, además, el jugo contiene gran cantidad de oxígeno líquido. Si estamos oxigenados, nuestro cerebro funciona mejor; éste utiliza el 25 por ciento del oxígeno del cuerpo, por lo que nos da claridad de pensamiento.

La clorofila es una molécula fotorreceptora que absorbe la energía del sol; al tomarla, llevamos la energía lumínica acumulada en las hojas a nuestro torrente sanguíneo. La clorofila se produce cuando las hojas reciben los rayos de este gran astro, así que consumir clorofila cruda es como comer o beber indirectamente su luz.

Fuente de la eterna juventud

El jugo de pasto de trigo previene y combate envejecimiento prematuro, cáncer, daño arterial, asma, cataratas en los ojos, úlceras y enfermedades neurodegenerativas, como el Parkinson y el Alzheimer. Por un lado, activa el sistema inmune y, por el otro, tiene un poderoso efecto antioxidante que inhibe la acción de los radicales libres, fortalece y evita el daño en membranas, células y ADN, y reduce la inflamación general del organismo.

El jugo de pasto de trigo contiene compuestos activos que limpian la sangre y neutralizan y digieren las toxinas en nuestras células. Es uno de los alimentos más depurativos que podemos encontrar, porque es un excelente desintoxicante, protector del hígado, limpiador del colon y del tracto gastrointestinal en general. Elimina los metales pesados de nuestro cuerpo y neutraliza químicamente los contaminantes ambientales y sustancias tóxicas como el cadmio y la nicotina.

Las enzimas y aminoácidos que se encuentran en el pasto de trigo nos protegen de agentes cancerígenos como ningún otro alimento o medicina. El jugo es un remedio activo para el cáncer. Contiene ácido abscícico, vitamina B17 e indole-3-carbinol, que neutralizan e incluso matan muchas células cancerígenas al instante. La acción del jugo inhibe también la absorción en nuestro cuerpo de los químicos perjudiciales que contiene el agua de la ciudad.

El jugo estimula activamente la generación de la hormona de crecimiento humana, con lo que repara las células y tejidos dañados, tersa la piel floja y caída, hace crecer fuertes los huesos y dientes, refuerza las articulaciones y músculos, protege las células nerviosas y nos mantiene jóvenes, retrasa la fragilidad, atrofia muscular, obesidad, previene la artritis y rejuvenece el cabello (evita su caída, descamación y la aparición de las canas) y es apropiado para tratar afecciones de la piel como picor, acné, eccemas y psoriasis.

El pasto de trigo contiene todos los aminoácidos esenciales y conserva 92 de los 102 minerales que se encuentran en el suelo, entre ellos calcio, fósforo, hierro, magnesio y potasio, sodio y azufre. Es la fuente más rica de vitaminas A, B, C, E y K, tiene más vitamina C que las naranjas y el doble de vitamina A que las zanahorias, y es excepcionalmente rico en vitaminas E, K y complejo B.

Es muy bueno para eliminar el estreñimiento y mantiene los intestinos relajados. Es apto para niños, personas mayores, embarazadas e incluso para alérgicos al gluten porque las alergias asociadas al trigo están ligadas a las semillas. Las hojas de trigo no contienen gluten.

También es muy útil para diabéticos porque regula el nivel de glucosa en la sangre, la absorción de azúcar y colesterol, además, su alto contenido en magnesio mejora la sensibilidad a la insulina, reduce su resistencia a la insulina y equilibra su nivel.

Cuándo beberlo

El momento ideal para tomarlo es por la mañana, con el estómago vacío, pues así tendrá más efecto y porque las primeras horas del día están reservadas a procesos de eliminación, por lo que ayudaremos al cuerpo a renovarse.

Si queremos hacer ayuno durante uno o varios días, es una bebida perfecta para acompañarlos porque nos mantiene completamente nutridos (es antianémico) y nos ayuda activamente a regenerar nuestro organismo en su totalidad. Además, requiere muy poca energía, porque a nuestro cuerpo sólo le toma unos minutos digerir el jugo de pasto de trigo, pues tiene el mismo pH y la clorofila es de los alimentos más rápidamente asimilados por nuestro cuerpo.

Cómo beberlo

Hay que hacerlo en pequeños sorbos, muy despacio y manteniendo como mínimo 20 segundos el jugo en la boca para obtener el máximo beneficio; se ha observado que los activos biológicos del jugo empiezan a absorberse a través de la mucosa de la boca, pasan de inmediato al flujo sanguíneo y generan una enérgica respuesta en el sistema inmune y en las demás áreas.

Además, mejora nuestra salud oral, pues limpia y refuerza las encías, elimina gérmenes y deja un aliento agradable. Una pequeña cantidad de jugo de pasto de trigo previene la caries dental. Si cortamos un poco de hierba y la mascamos, lavamos nuestros dientes,

REBECCA SOLANO | 237

y podemos terminar con un cepillo (sin pasta). Para el dolor de muelas puedes mantenerlo cinco minutos en la boca y lo neutralizará. Si nos duele la garganta, podemos hacer gárgaras.

Si queremos potenciar los efectos alcalinizantes del jugo, podemos agregar unas gotas de limón o mezclarlo con jugo de manzana, zanahoria, etcétera. Es recomendable echar también una pizca de sal marina o del Himalaya.

La doctora Ann Wigmore, nacida en Lituania (1908-1993), es la persona que más contribuyó al conocimiento y difusión de las cualidades benéficas del pasto de trigo en los tiempos modernos. Ella lo mezclaba con aguacate (grasas) y manzana (azúcares); le llamaba "sopa de energía" y se la daba a sus pacientes como único alimento para que se recuperaran en tres meses.

La clorofila es un potente antibacteriano y se puede utilizar dentro y fuera del cuerpo. Podemos aplicar el jugo externamente para aliviar problemas de la piel o cuero cabelludo (acné, eccemas, psoriasis, alopecia, etc.) También sirve para lavar los ojos o la boca, y puede usarse como enema para lavar las paredes del intestino grueso. Calma y cura cortes, quemaduras, raspaduras, erupciones cutáneas, callos, picaduras de insectos, llagas, úlceras abiertas, etc.; se aplica como cataplasma y se reemplaza de cada dos a cuatro horas.

Si colocas una bandeja de pasto de trigo cerca de la cabecera de tu cama, mejorará el oxígeno en el aire y generará iones negativos saludables que ayudan a dormir y favorecen un sueño más profundo.

Propiedades del pasto de trigo para adelgazar

El *wheatgrass* es saciante y depurativo, se ha convertido en un gran aliado de aquellos que optan por alimentarse cada vez de forma más natural. Sus propiedades, buenas en todo concepto, también ayudan a perder peso; si ése es tu interés, este jugo alcalinizante es una buena oportunidad. Esta es la receta.

Ingredientes

- Dos rebanadas de piña.
- Media taza de papaya en cubos.
- El jugo de un limón.
- 50 mililitros de jugo de pasto de trigo hecho en prensa fría.
- 100 mililitros de agua.

Preparación

Licúa todos los ingredientes y a beberlo.

Tomar este jugo, rico en energía natural y fibra, te ayudará a limpiar la sangre y el sistema digestivo, además de ofrecerte propiedades de toda clase. Es perfecto para tomarlo desde primera hora del día para aprovechar al máximo sus beneficios. Puedes consumirlo cada mañana, te llenará de vida y te ayudará a perder peso.

Por qué consumir polvo orgánico de pasto de trigo

Si te es imposible cultivarlo o viajas mucho, una de las excelentes características del polvo de pasto de trigo orgánico es que contiene los niveles más concentrados de la cantidad de proteínas y aminoácidos que se encuentran en un alimento de pasto de trigo regular o incluso la planta de trigo. Tiene propiedades antibacterianas y de desintoxicación, esto ayuda en la limpieza del tracto intestinal, el lavado de patógenos y toxinas dañinas del cuerpo, el aumento de la circulación sanguínea y de los niveles de energía.

Nutrientes

El más evidente beneficio que puede obtenerse de una onza o dos diarias de polvo *wheatgrass* orgánico son los altos niveles de vitaminas y minerales, muy útiles para el cuerpo.

Mejora la digestión

El pasto de trigo también tiene la capacidad de actuar como una escoba, pues absorbe las toxinas del cuerpo. Los altos niveles de propiedades antibacterianas matan bacterias problemáticas que podrían obstaculizar o retrasar el proceso de digestión.

Uno de los aspectos notables del polvo de *wheatgrass* orgánico, que los consumidores deben considerar, es que tiene altos niveles de nutrientes que eliminan los elementos tóxicos del cuerpo. En aquellos que sufren diabetes, logra una disminución del nivel de toxicidad en el sistema y puede ayudar a normalizar los niveles de azúcar en la sangre. Para la prevención del cáncer, el polvo *wheatgrass* orgánico funciona como una superproducción de alcalinidad que puede reducir la acidez total del cuerpo y, por lo tanto, prevenir el impacto y el crecimiento de carcinógenos.

Tengo que decirte que su sabor en un principio puede parecer extraño, pero con todos estos beneficios, cada día te gustará más.

Aceite esencial de menta y mis remedios

La menta es una planta que surge de la menta de agua y la hierbabuena, es un híbrido encantador. En Oriente Medio se ofrece un té de menta para recibir a los huéspedes y es utilizada en muchas recetas porque da un toque especial a los alimentos.

Ahora, el aceite esencial de menta es ideal para el dolor de cabeza, la halitosis o mal olor de boca, para activar nuestra energía, como aromaterapia, masajes musculares y como fragancia natural.

Si quieres estar activo toma tres gotas de menta después de tu desayuno. Si no puedes respirar bien, por gripe o alguna alergia, bebe un té de menta y agrega dos gotas de aceite esencial, mezcla con una cuchara de madera y también huélelo, bebe tres veces al día. Para tener un buen aliento y tener energía agrega dos gotas de aceite esencial de menta a un frasco con un litro de agua.

Si alguien está en tratamiento de quimioterapia y tiene náuseas, que frote una gota de aceite esencial de menta en la palma de sus manos con un poco de aceite de coco orgánico y que huela. Si tienes dolor estomacal, gases o espasmos, un té de menta con una gota de aceite esencial te ayudará a eliminarlo. Si tienes Síndrome del Intestino Irritable (SII), bebe, a media mañana y a media tarde un té de menta con dos gotas de menta, mézclalo con una cuchara de madera.

Quinoa

La quinoa aporta impresionantes beneficios a la salud, tiene un contenido proteico alto y los nueve aminoácidos, incluyendo histidina, considerado esencial en el desarrollo de los niños. La quinoa es la favorita de los atletas de alto rendimiento, pues ayuda a reparar y a crear músculo después del entrenamiento. Ayuda a tener embarazos sanos y a mejorar la calidad de la leche materna. Es baja en grasa, no contiene colesterol, tiene vitaminas del grupo B, hierro, cobre, magnesio, manganeso, calcio, potasio y cloruro. La quinoa no contiene gluten, es una gran alternativa a la pasta, el pan y los cereales para los celíacos. Comer un plato de quinoa al día puede reducir el riesgo a enfermar de cáncer, males cardiacos, respiratorios y diabetes.

Existen varios tipos de quinoa, lo que hace más versátil su uso:

- Quinoa negra: la más dura, lo que la hace crujiente.
- Quinoa perla: la más común, de textura suave y ligero sabor a nuez.
- Quinoa roja: la más difícil de encontrar; su textura es más firme y el sabor a nuez es más fuerte cuando ya está cocinada.
- Quinoa tricolor: mezcla de las tres.

La quinoa es deliciosa fría o caliente, se cocina en 20 minutos, tiene un sabor suave y se puede consumir como cereal con leche de almendras y fruta, en jugos, ensaladas y sopas. Te recomiendo consumir por lo menos una taza de quinoa al día.

Cómo preparar la quinoa

Enjuágala perfectamente un par de veces, déjala remojando toda la noche, enjuaga y por una medida de quinoa agrega dos medidas de agua, ponla a calentar a fuego lento hasta que llegue al punto de ebullición en aproximadamente 20 minutos, deja que absorba el agua.

El aguacate, un aliado perfecto

El aguacate es una fruta deliciosa y con múltiples propiedades para la salud y la belleza. Desde una ensalada hasta una mascarilla casera para hidratar la piel, el aguacate tiene muchos usos; además, tiene propiedades para adelgazar, así que no temas consumirlo, sólo es cuestión de saber elegir las grasas correctas.

¿Por qué el aguacate adelgaza?

Entre las grasas monoinsaturadas de los aguacates encontramos el ácido oleico, necesario para que el hambre tarde más en manifestarse; además, tiene fibra y proteínas que ayudan a conseguir un estómago plano. Hay un gran debate sobre si las grasas saturadas son las culpables no sólo de la obesidad, sino de otros problemas de salud —especialmente enfermedades coronarias—. Lo cierto es que nuestros peores enemigos son las llamadas grasas trans e hidrogenadas, así como los hidratos de carbono refinados. Por otra parte, las grasas monoinsaturadas del aguacate benefician la salud.

Aunque son un alimento de alto valor calórico, más de dos terceras partes de sus calorías provienen de los ácidos oleicos que el cuerpo utiliza como fuente de energía de combustión lenta. Además, aumentar el consumo de este tipo de grasas al tiempo que se reducen las otras mejora la sensibilidad a la insulina y controla mejor la glucemia. Estos dos factores (insulina y glucemia) no sólo provocan la diabetes, sino también el aumento de peso.

El aguacate es alto en grasas omega-9, que tienen propiedades beneficiosas para la salud, pues bajan los niveles de colesterol y ayuda en la absorción de vitaminas y antioxidantes liposolubles. Una mejor absorción de los nutrientes de los alimentos también permite que sintamos menos hambre. Además, hay que tomar en cuenta que si sentimos hambre poco tiempo después de comer es porque no hemos recibido de nuestros alimentos los nutrientes necesarios. El aguacate es rico en variedad de nutrientes, grasas, fibra, proteínas y carbohidratos que nos permiten evitar esa falta de nutrientes y sentirnos saciados.

Cómo consumir aguacate

El aguacate puede consumirse de diversas formas: solo, en ensaladas, en sándwiches y postres; sustituye a la mantequilla y a la mayonesa. Hay infinidad de opciones y recetas saludables, aunque lo ideal es que consumamos un aguacate al día o lo que nuestro cuerpo necesite.

El jengibre

Se considera más una especia que una fruta o vegetal; tiene muchas propiedades que benefician la salud; su aroma es picante debido a sus aceites.

Para mí, el jengibre resulta básico, es uno de mis productos naturales favoritos por sus increíbles propiedades; tenerlo todos los días del año es una bendición. Estoy segura de que, una vez que lo pruebes, se convertirá también en uno de tus ingredientes favoritos. Tiene agentes antitóxicos, antihongos y antivirales, es una maravillosa opción para desintoxicar el cuerpo.

Comer o tomar esta raíz combate rápidamente los síntomas del resfriado, dolor de garganta y tos. Es un antihistamínico natural, ayuda a tratar las alergias. Su consumo puede evitar la sensación de náusea y los efectos secundarios causados por la quimioterapia. Es un antiinflamatorio muy bueno para tratar la artritis. Si se consume jengibre, el sistema digestivo funcionará correctamente, porque las enzimas que contiene catalizan las proteínas de los alimentos que comemos y logran un proceso digestivo más fácil y suave. Reduce considerablemente el colesterol malo y ayuda a prevenir la formación

Algunos tips

Salsa de jengibre en lugar de salsa de soya

La medida de esta receta es según lo que vayas a necesitar.

Jugo de jengibre (en el extractor o con las manos si lo rallas), jugo de limón y un poco de vinagre balsámico. Las medidas son a tu gusto. Esto te ayudará a evitar consumir la salsa de soya que tanto nos inflama.

Jengibre para sazonar

El jengibre rallado le dará un sabor maravilloso a tus alimentos; yo lo utilizo cuando hago quinoa con verduras, le pongo un poco cuando se está cocinando. Hago jugo de jengibre para las ensaladas con aceite de coco, sal rosa del Himalaya, pimienta y listo.

En fin, te invito a descubrir cómo lo puedes utilizar, es delicioso.

Shots con jengibre

Te voy a recomendar un *shot* que me encanta y es maravilloso.

Lavas el jengibre, unos cuatro o cinco centímetros, y con una

de coágulos sanguíneos para evitar problemas del corazón; asimismo, estimula la secreción mucosa en el interior del estómago para prevenir las úlceras, ayuda a aliviar los problemas de gases e hinchazón del estómago, promueve la circulación mejorando el flujo en la sangre de todo el cuerpo y también se considera un afrodisiaco.

Incluye en tus jugos entre dos y cinco centímetros de jengibre, podrás ver cómo tu salud mejora considerablemente, te inyectas energía vital y, si te ayudas comiendo de manera sana, verás drásticos resultados, como nunca antes.

pequeña cuchara le quitas la piel, lo pones en el extractor, con media manzana, media pera, media taza de piña o media taza de uvas verdes sin piel y te lo tomas en ayunas. Este *shot* te ayudará a activar el sistema metabólico, te desinflama potencia tu energía, —no te la presta como lo hace el café—, te ayuda a quemar grasa fortalece el sistema inmunológico, te purifica, te hace sentir en 20 minutos lo que jamás podrá ofrecer el café.

Si tienes dolor de garganta, gripe o alergia, un *shot* o un té de jengibre te ayudarán a sentirte como nuevo, prepara un cuarto de taza de jugo de jengibre, un cuarto de taza de miel de abeja orgánica o de agave, media taza de agua caliente, el jugo de dos limones y te lo vas tomando con una cuchara cada seis horas.

Té de jengibre
Una taza de agua caliente con tres centímetros de jengibre rallado sin piel, una cucharada de miel de abeja orgánica o de agave y el jugo de medio limón.

Cúrcuma

La cúrcuma es una especia que uso diariamente, es de la familia del curry, de color amarillo, y es muy común en la India. Es más que una especia para cocinar, tiene usos medicinales en la tradición China, así como en la medicina Ayurveda de la India, asimismo, tiene propiedades anticancerígenas y antiinflamatorias, se usa para tratar enfermedades gastrointestinales, dolor de articulaciones, heridas, vías respiratorias, diabetes y problemas en la piel y en el hígado porque regenera las células hepáticas y mejora su capacidad de procesar toxinas.

Como la cúrcuma es un gran antiinflamatorio, ayuda en el dolor y la rigidez por la artritis. Estas propiedades antiinflamatorias y antioxidantes la hacen un agente neuroprotector que alivia los síntomas del Alzheimer causados por la excesiva oxidación y el alto nivel de inflamación en el cerebro, así como los de la enfermedad de Parkinson y el daño por accidente cerebrovascular.

Los antioxidantes nos ayudarán a que nuestras células estén saludables, fortalecen el sistema inmunológico, la memoria y la salud del corazón.

Te voy a compartir una de mis recetas favoritas que es muy conocida entre las personas que practican yoga.

La leche dorada

Es una bebida considerada un antibiótico natural que previene infecciones, mejora la circulación y nos ayuda a que las mucosidades salgan del organismo. Si estás resfriado, esta bebida te ayudará a recuperarte en menos de lo que te imaginas (un par de días).

Cómo hacer la pasta y la leche dorada

Pasta dorada

Ingredientes

- Media taza de cúrcuma orgánica en polvo.
- Una taza de agua.
- Una cucharadita y media de pimienta negra.
- Cinco cucharadas de aceite de coco orgánico.

Preparación

En una olla de acero inoxidable, hierve el agua, cúrcuma y pimienta negra hasta que se forme una pasta espesa; revuelve y déjala cocinar entre siete y 10 minutos, retírala del fuego, agrega el aceite de coco orgánico y mézclala bien. Al terminar, dejas enfriar la pasta dorada y la pasas a un frasco de vidrio con tapa, la guardas en el refri por una o dos semanas.

Leche dorada

Ingredientes

- Una cucharadita de pasta dorada.
- Dos tazas de leche de coco.
- Media cucharadita de vainilla (opcional).
- Una cucharadita de miel orgánica de abeja o agave.
- Pizca de canela.
- Un tallo de canela para adornar.

Preparación

En una olla de acero inoxidable, calienta —pero sin que llegue al punto de hervor— las dos tazas de leche de coco con una cucharadita de pasta dorada. Agrega vainilla, miel y canela.

Cuando cocines con cúrcuma, ten cuidado, porque te puedes manchar y es difícil de limpiar.

- Si detectas síntomas de Alzheimer, podrías revertirlos.
- Si tienes artritis o artrosis, dolor de cabeza, en las articulaciones o musculares, actuará como analgésico.
- Es buena para la salud digestiva.
- Actúa como un anticancerígeno natural.
- Ideal para la salud cerebral y la buena memoria.
- Actúa positivamente en diferentes problemas de la piel.
- Ayuda con trastornos neurológicos.
- Ayuda a controlar los niveles de colesterol y previene problemas de obstrucción arterial.
- Actúa como depuradora y desintoxicante del hígado.
- Ayuda a regular el metabolismo y contribuye a la pérdida de peso.
- Es buena para reducir la presión arterial alta.
- Reduce los triglicéridos

Si nunca lo has probado, inténtalo, te va a gustar, en lugar de beber café o un chocolate caliente, intenta con esta leche que te va a enamorar.

Si es otoño o invierno, inclúyela diariamente para fortalecer tu sistema inmunológico y la aparición de alergias.

Germinados

Los germinados nos brindan los niveles más altos de nutrición; son muy buena opción en el invierno, porque los podemos cultivar fácilmente en nuestra casa. No se cocinan, se comen crudos. Contienen 100 veces más enzimas que las frutas y verduras, fibra, ácidos grasos esenciales y son uno de los alimentos más económicos que podemos cultivar. ¡Alcalinizan tu cuerpo!

Enamórate de los germinados, inclúyelos en tu alimentación diaria en ensaladas, sopas o licuados.

Capítulo 13

Los malos y los buenos de esta historia

Imagina de dónde vienen los alimentos
que consumes, ¿de una máquina
o de un huerto? Tú decides
cuál es la mejor opción.
Rebecca Solano

Los malos de esta historia

Por muchos años hemos consumido productos y alimentos que nos han llavado a subir considerablemente de peso; si bien no lo vamos a erradicar de nuestra vida, es importante que tomemos conciencia, disminuyamos considerablemente las cantidades para que nuestra salud no se vea afectada. Cuando platico sobre la alimentación ideal, muchas personas a las que no les interesa cambiar un solo hábito y quienes aún tienen buena salud me tachan de loca, me dicen: "¿Cómo vas a cambiar todo?, ¿y qué vas a comer?". Al respecto pienso dos veces antes de insistir en el tema para convencerlos de que cambien, recapaciten o prueben. La verdad creo que por más que alguien trate de convencer a otro sobre los beneficios de comer mejor, si no tienes interés, será tiempo perdido

Estas personas, cuando despiertan, lamentablemente dicen: "Tengo cáncer, ¿qué puedo comer para curarme?, ¡no me quiero morir!", o: "¡Subí 20 kilos y no me di cuenta ni cómo; se casa mi hija y quiero adelgazar!" Entonces ¿qué pasa? En ese momento se quieren informar sobre todo para estar sanas o simplemente adelgazar.

Lo que te quiero decir ahora es que la vida es una y muchos la viven como si no fuese a tener fin; piensan: "El año próximo hago ejercicio", "el mes que viene empiezo a beber agua", "para la boda haré una dieta", pero son pocas las que consideran realmente invertir en lo más importante: la salud. El hoy es lo que importa, hoy puedes tomar conciencia y analizar que puedes ir disminuyendo todo lo que te ha provocado enfermedades o sobrepeso.

Cuando los alimentos son balanceados, las porciones son moderadas, las combinaciones correctas, no hay más resultado que una salud maravillosa y un peso ideal. Sin contar calorías, sin hacer una dieta, sólo comiendo cada vez mejor.

¿Qué puedes quitar o disminuir considerablemente en tu vida?

Gluten

Es una proteína que tienen granos como el trigo, el centeno y la cebada, causa daños significativos en personas con enfermedad celíaca, desencadenando una reacción inmunológica que daña el intestino delgado e impide la absorción de nutrientes.

La sensibilidad al gluten puede ser la causa de muchas enfermedades neurológicas y psiquiátricas, incluyendo el trastorno por déficit de atención con hiperactividad. Es altamente recomendable consumir alimentos que no contengan gluten, a todos nos favorece no consumirlo; a las personas con enfermedad celíaca les daña la pared intestinal si no se trata y puede conducir a trastornos autoinmunes, como la osteoporosis, la infertilidad, las condiciones neurológicas e incluso el cáncer.

Aquí los probióticos o los fermentados son básicos, una gran herramienta para establecer una flora intestinal saludable, y esto

podría ser un factor importante para ayudar a prevenir la enfermedad celíaca.

Existen muchas opciones para consumir harinas sin gluten; una
buenísima es la de quinoa.

Cacahuate

El cacahuate no lo recomiendo y no lo consumo; lamentablemente
tiene invasión de hongos que son difíciles de eliminar y también
contribuye a la cándida.

Harinas

Cuando la comida es refinada, los nutrientes esenciales son destrui-
dos (no tienen nutrientes), algunos de los síntomas con los que
vivimos diariamente cuando comemos pan o pastas son: fatiga, inflamación del intestino, insomnio, falta de concentración, hipoglucemia,
presión alta, triglicéridos y depresión. Te invito a disminuir por 10 días
tu consumo de harinas para que compruebes cómo te desinflamas y
cómo tu cuerpo cambia. Si quieres, ¡puedes!

Azúcar

Cómo deshacerse fácilmente del azúcar si es una sustancia tan adictiva
como las drogas. No es un alimento, no tiene proteínas, vitaminas,
minerales, enzimas, grasas ni fibra; no es benéfica en la alimentación
humana y, además, reduce las ganas de comer alimentos que nos
nutran.

No deberíamos consumirla, pues es vitamina pura para las bacterias y los virus, aumenta la presión, sobre todo en las personas con
sobrepeso, causa alergias, acidez, migraña, hace perder la concentra-

ción, aumenta el colesterol y los triglicéridos, alimenta las células cancerígenas, causa depresión y problemas del corazón. Enfermedades como el cáncer, Parkinson, Alzheimer, obesidad, diabetes, hipertensión y candidiasis están totalmente ligadas al consumo de azúcar.

Ahora, tal vez lo que tú usas son edulcorantes artificiales, pues quiero pedirte que por favor no lo hagas, pues son carcinógenos, reducen la flora intestinal, provocan abortos, infertilidad, tumores en el cerebro, epilepsia, fibromialgia y migrañas. Los edulcorantes artificiales (los "sobrecitos") dañan la salud porque están elaborados con químicos que agrandan el hígado, aumentan el hambre, causan migrañas, temblores y pueden destruir el sistema nervioso. Elimínalos de tu vida lo antes posible.

Si te gusta endulzar tus alimentos, te doy estas opciones: la stevia, que es una hoja más dulce que el azúcar, los deliciosos dátiles (de preferencia medjool), las ciruelas, la miel de abeja o la de agave, aunque no sean tan fáciles de usar como un sobre.

De que hay opciones, las hay; sólo es cuestión de que te acostumbres y que poco a poco dejes de necesitar el azúcar; recuerda que el cáncer se alimenta del azúcar, ¿qué necesidad tenemos de poner en riesgo nuestra salud si hay opciones que nos dan el resultado que queremos, tienen un sabor exquisito y son naturales?

Por favor, piensa dos veces antes de volver a comprar edulcorantes artificiales o azúcar refinado.

Sal

La sal, antes de que fuera refinada, nos proporcionó todos los elementos necesarios para subsistir; ahora, al ser refinada es todo menos sal, su estructura química es irreconocible, tiene aditivos, químicos y aluminio.

Si vas a consumir sal, procura que sea natural de mar o de las montañas. La sal es importante para la salud, sus funciones son equilibrar los niveles de azúcar en la sangre y los electrolitos, es un antihistamínico natural, ayuda a la estructura ósea y a producir el ácido clorhídrico para nuestra digestión.

Lácteos

Consumir lácteos es responsabilidad de cada uno; se ha comprobado que al dejar de tomarlos, la salud mejora, infinidad de alergias y trastornos del sueño desaparecen. Los infartos, diabetes, cáncer de mama, de próstata, la inflamación y el estreñimiento se atribuyen al consumo de los lácteos.

Los lácteos forman una pared de mucus en nuestro colon que no permite que podamos absorber los nutrientes. Imagina tu colon cubierto con mucus, ¿cuándo crees que vas a absorber los nutrientes si sigues consumiendo lácteos? Es muy difícil. Si lo haces, te recomiendo que todas las mañanas limpies con mucho cuidado tu lengua para que le quites la película blanca que forman y que en la medida de su consumo será mayor, pues esta película atrapa todas las bacterias y si no la limpias, llegarán a tu organismo e impedirán tu correcta nutrición.

¿Sabías que sólo los seres humanos hemos consumido leche de otro ser después de haber sido amamantados por nuestra madre? ¿Crees que sea necesario para tu vida consumir leche de una vaca que seguramente nunca ha estado preñada o conocido a un toro?

Leches saludables

Una deliciosa y gran opción es la leche de almendras; ahora la venden en cajas y supuestamente es orgánica, pero entre que son peras o manzanas, mejor te enseño a hacer la leche de almendras más fácil y más deliciosa de tu vida; el día que la hagas y la prueben tú y los que amas, te acordarás de mí. Es un alimento básico en mi familia.

No te asustes porque mucho de lo que comemos esté relacionado con enfermedades; estamos a tiempo de ir cambiando poco a poco nuestros hábitos, de ir incorporando nuevas opciones; la vida es increíble y estar sanos es lo mejor. Consume la leche de almendra, de semilla de calabaza, de girasol o de coco; son deliciosas.

Las leches

Hace algunos años, la leche de nueces o semillas se convirtió en protagonista en mi casa; haber desarrollado yo inflamación, alergias y estreñimiento con los lácteos, y uno de mis hijos intolerancia a la lactosa, entre algunos otros males, me hizo poner atención y aplicarme con las leches de nueces o semillas, que tienen aceites esenciales, vitaminas y minerales, y son un alimento casi perfecto por su alto nivel de proteínas y antioxidantes.

Cómo preparar la leche

Ingredientes

- Una taza de nueces o semilla de tu elección
- Tres o cuatro tazas de agua natural o agua de coco, según tu gusto.

- Uno o dos dátiles medjool.
- Un poco de vaina o esencia de vainilla para endulzar

Preparación

A las almendras y avellanas se les quita la piel, de preferencia. Todo se licúa hasta que quede líquido, lo puedes colar con una bolsa de gasa o un colador fino, o puedes dejar la fibra.

Todas estas leches son la base para un *smoothie* o licuado.

Tiempo de remojo para diferentes semillas

6 horas	Quinoa
12 horas	Semillas de calabaza y de girasol, chícharo, lenteja, frijol, garbanzo y haba.
24 horas	Nuez de la india, macadamia, nuez pecana, nuez de castilla y avellana
48 horas	Almendra

Con esto las activamos para recibir sus nutrientes.

Se dejan remojar para eliminar el ácido fítico que contienen las nueces y las semillas; éste hace que no puedan ser digeribles y que se activen las enzimas para recibir los nutrientes. Si las comemos tostadas o sin remojar, más que nutrirnos nos perjudican, nos complican la digestión, pues el ácido fítico secuestra los minerales y los hace insolubles para que no se puedan absorber en el intestino.

Carne roja y embutidos

El consumo en exceso puede causar altos niveles de colesterol, cáncer, problemas digestivos, debilidad en los riñones, problemas cardio-vasculares y cansancio, y tardamos mucho tiempo en digerirla.

Seguramente algunos se preguntan cómo pueden desarrollar músculo si no incluyen en su alimentación carne roja o cantidades importantes de proteína animal. Los aminoácidos que necesitas para que tu cuerpo sintetice proteínas completas están en los vegetales; para desarrollar músculo necesitas una buena calidad de sangre, una sangre sana, y ésta se logra consumiendo una buena cantidad de alimentos verdes y grasas buenas, no sólo con proteína animal. Recuerda que los caballos no se alimentan de carne roja. Cuando decidas consumir proteína animal, te recomiendo elegir pescados ricos en omega-3.

Si tenemos exceso de ácido, las enfermedades estarán presentes o latentes, incluyendo la obesidad. Si no consumes verduras verdes, por favor, ve pensando cómo darles la bienvenida a tu vida, son indis-pensables para que logres equilibrio, tus objetivos, salud, peso, estabilidad, felicidad, seguridad, motivación, potencia sexual, actitud y belleza. De verdad, créeme, todo esto se manifiesta cuando incluyes a los verdes en tu alimentación, son una bendición; ¿para qué hacer la vida complicada si la podemos hacer fácil y plena? Alimentarte de verdes vivos o crudos aumentará la cantidad de enzimas en tu or-ganismo y esto es una gran noticia. Si no consumes frecuentemente vegetales y hortalizas, y tu alimentación está basada en proteína animal y cereales entre otras cosas, poco a poco introdúcelos a la plancha y al vapor hasta llegar a consumirlos vivos, sin cocción.

Capítulo 14

Mis recetas

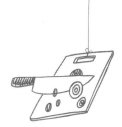

No le insistas a nadie
para que viva y se transforme, cada
quien tiene sus tiempos,
tú puedes ser su mejor ejemplo...
déjale este libro cerca.

Rebecca Solano

En la cocina

En este capítulo te quiero compartir algunas de mis recetas de comida real, fáciles, rápidas, ricas y sobre todo nutritivas.

Definitivamente creo que la alimentación es la mejor medicina, apreciar nuestra salud y disfrutarla es indispensable; pero si ahora tu salud está comprometida, te doy estas recomendaciones que pueden ser útiles para tu bienestar.

La cocina es uno de mis lugares favoritos, siempre pasa algo ahí; mientras preparas, platicas, descubres aromas, sabores, colores, texturas; para mí, la cocina es un gran lugar. Afortunadamente cuento con los utensilios necesarios para hacerlo más rápido. Si decides cambiar tu estilo de vida o introducir algo de lo que te compartí, poco a poco ve comprando lo que te hace falta.

Te recomiendo que lo primero sea una prensa fría o extractor para tus jugos y una buena licuadora; lo demás lo puedes ir haciendo tú; después un procesador y un *spiralizer* para hacer tus pastas naturales.

Pudín de chía con dátil

Ingredientes

- Dos dátiles medjool.
- Cuatro cucharadas de chía.
- Dos tazas de leche (coco, almendra, calabaza, girasol).
- Dos zarzamoras.
- Medio plátano en rebanadas delgadas.
- 18 moras azules.
- 10 frambuesas.
- Medio mango.
- Una cucharada de hemp (el hemp es una proteína de cáñamo).

Preparación

Licúa las dos tazas de leche con los dátiles (previamente remojados por cuatro horas mínimo) y vacías la mezcla a un frasco de vidrio con tapa, le agregas las cuatro cucharadas de chía, lo revuelves y lo dejas reposar de la noche a la mañana, o mínimo cuatro horas. Vas a ver cómo la chía suelta el mucílago, entonces lo pasas a un recipiente, lo adornas con la fruta y le agregas el hemp.

Rinde para dos porciones.

Smoothie de moras azules o zarzamoras

Ingredientes

- Una taza de leche de almendras.
- Un dátil medjool.
- Una taza de moras azules congeladas.
- Medio plátano congelado.
- Tres cucharadas de granola.
- Dos cucharadas de goji berries.
- Cinco moras.
- Cuatro rebanadas de plátano para decorar.
- Cuatro cuadritos de mango.
- Dos frambuesas.

Preparación

Licuas la leche con el dátil, agregas las moras y el plátano congelados, lo pasas a un recipiente y le vas agregando las frutas.

Puedes utilizar cualquier leche vegetal; los dátiles yo los dejo remojando siempre, les quito la semilla y los guardo en un frasco en el refri; el agua miel que sueltan la utilizo para endulzar el té o para el *smoothie*; deja los dátiles remojando en el refri, así no batallas.

Rinde para dos porciones.

Smoothie de papaya

Los mismos ingredientes, sólo incluyes la papaya. Las recetas son sencillas. También puedes utilizar otras frutas y agregar acelga, espinaca y kale a los *smoothies,* y serán más nutritivos.

Crema de brócoli con brotes y albahaca

Ingredientes

- Un brócoli entero.
- Dos tazas de leche de semillas de calabaza.
- Medio aguacate.
- Un diente de ajo.
- Una cucharadita de cebolla morada.
- Media cucharadita de cúrcuma.
- Media cucharadita de sal rosa del Himalaya o sal de mar.
- Germinado de girasol.
- Hojas de albahaca para decorar.

Preparación

Cortas el brócoli en ocho o 10 partes, acomodas en hilera los tres *bowls* para blanquearlo. Lo licúas con el resto de los ingredientes, lo sirves, lo decoras con albahaca y ¡listo!

Rinde para dos o tres porciones.

Crema de aguacate y calabaza con germinado de trébol

Ingredientes

- Un aguacate grande.
- Dos tazas de leche de almendra.
- Dos calabazas.
- Medio diente de ajo.
- Media cucharadita de pimienta cayene.
- Media cucharadita de espirulina.
- Sal (al gusto).
- Germinado de trébol.

Preparación

Licúa la leche con todos los ingredientes, al final agregas el aguacate y adorna con germinados u hojas verdes a tu gusto.

Puedes usar el germinado que quieras, pero sí inclúyelo, y puedes usar cilantro, perejil, albahaca, romero, lo que te guste más.

Rinde para cuatro porciones.

Crema de chile poblano con albahaca

Ingredientes

- Dos tazas de leche de coco.
- Tres chiles poblanos sin semillas.
- Un aguacate.
- Un diente de ajo.
- Media cucharada de cebolla morada.
- Media cucharada de sal.
- Hojas de albahaca al gusto.

Preparación

Todo se licúa, el aguacate se agrega al final, decora con la albahaca
iy ilisto!

Rinde dos a tres porciones.

Crema de pimientos y aguacate

Ingredientes

- Dos tazas de leche de nuez de la India.
- Tres pimientos medianos, rojo, amarillo y naranja.*
- Medio aguacate.
- Media cucharadita de pimienta cayene.
- Media cucharadita de maca.
- Media cucharadita de cebolla morada.
- Media cucharadita de sal.

Preparación

Todo se licúa y adornas con pimientos y un poco de aguacate.

Rinde para dos o tres porciones.

*No consumas pimiento verde; no es fácil de digerir, aún está verde. Su color ya maduro será amarillo, rojo o naranja yo creo que esto debería de ir en donde se mencione el pimiento.

Gazpacho

Ingredientes

- Seis tomates medianos.
- Dos pimientos sin semilla.
- Un cuarto de cebolla morada.
- Un diente de ajo.
- Un pepino sin piel.
- Jugo de medio limón.
- Media cucharadita de cúrcuma.
- Media cucharadita de sal.
- Un cuarto a medio vaso de agua.
- Opcional: medio chile serrano, si es que te gusta el picante (como a mí).

Preparación

Todo se licúa y vas agregando agua según tu gusto, ¡listo!

Rinde para cuatro porciones.

Aguacate con quinoa

Ingredientes

- Quinoa.
- Agua.
- Un pimiento rojo.*
- Un pimiento amarillo.*
- Un pimiento naranja.*
- Dos calabazas.
- Un cuarto de taza de cilantro picado.
- Un cuarto de cúrcuma.
- Sal y pimienta al gusto.

Preparación

Por una taza de quinoa van dos de agua para su cocción; yo te recomiendo que la dejes remojar de la noche a la mañana o por lo menos de la mañana al medio día.

Todo lo picas muy fino y lo mezclas.

La idea es que todo sea crudo, sólo tu quinoa es cocida; lo agregas a un aguacate o le agregas aguacate.

Tu receta puede ser tan variada como a ti te guste; si quieres, agrega espinaca, cebolla, ajo, berenjena, sal y pimienta al gusto.

Rinde para dos o tres porciones.

*No consumas pimiento verde; no es fácil de digerir, aún está verde. Su color ya maduro será amarillo, rojo o naranja.

Mantequilla de almendra

Ingredientes

- Una taza de almendras con cáscara, previamente remojadas.
- Cuatro dátiles medjool sin semilla
  remojados 30 minutos, por lo menos.
- Una pizca de sal.
- Aceite de coco.

Preparación

En un procesador potente (en la licuadora es difícil) agregas las almendras, los dátiles y una pizca de sal al gusto; vas agregando un poco de aceite de coco derretido en el procesador, lo colocas en un recipiente de vidrio y lo refrigeras.

Hummus básico

Ingredientes

- Una taza de garbanzo sin piel, previamente remojado entre 12 y 24 horas.
- Un diente de ajo.
- Jugo de dos limones.
- Cuatro cucharaditas de tahini.*
- Tres cucharadas de aceite de oliva.
- Sal rosa de Himalaya o de mar, al gusto.

*Para hacer el tahini, en una sartén tuesta, por un par de minutos, una taza de ajonjolí; al enfriar, lo haces polvo en tu licuadora y listo.

Preparación

En el procesador vas a agregar tus garbanzos activados sin piel junto con el resto de los ingredientes; prueba y vas agregando más sal o aceite, según tu gusto.

Para hacer otras variables, puedes usar pimiento morrón rojo blanqueado, también puedes agregar chile poblano sin semillas de la misma forma y, si te gusta el picante, puedes agregar un poco de habanero sin semillas o chile serrano. Un tip muy recomendable es agregar chile chipotle en polvo* en el procesador.

*Los chiles secos sin semillas los pulverizas en la licuadora y lo guardas en un frasco para darle diferentes usos.

Tomates y albahaca

Ingredientes

- Dos tazas de tomates cherry.
- Un cuarto de taza de hojas de albahaca.
- Gotas de limón.
- Sal y pimienta al gusto.

Preparación

Mezclas los ingredientes en un *bowl*, con gotas de limón; agregas el aceite de oliva y sazonas al gusto.

Puedes agregar cubos de aguacate o mango.

Pasta de calabaza con aguacate

Ingredientes

- Tres calabazas en espagueti con el *spiralizer.*
- Dos aguacates.
- Un cuarto de hojas de albahaca.
- Un cuarto de taza de piñón.
- Vegetales al gusto.
- Sal y pimienta.
- Aceite de oliva, opcional.

Preparación

Haces el espagueti en un minuto, es muy rápido. Machacas el aguacate con tus manos y masajeas con cuidado la pasta, la sirves y le agregas los vegetales y hierbas al gusto. Le puedes adicionar una cucharada de aceite de olivo al servirla.

Rinde para tres o cuatro porciones.

LOTS
— of —
LOVE

Licuados y jugos para equilibrar en situaciones específicas

A continuación te voy a compartir una lista de los licuados y jugos que yo bebería en caso de tener enfermedad de Parkinson, fibromialgia, migraña, artritis reumatoide o falta de libido; sin embargo, es importante que siempre consultes a tu especialista. Ningún jugo o licuado sustituye un tratamiento, sólo son alternativas que podrían mejorar tu condición física y emocional.

Esto hazlo siempre.

- Cuando se consumen semillas o nueces, tienen que estar previamente activadas por su remojo.
- Bebe el agua tibia o a temperatura ambiente en la cantidad recomendada para tu peso (un litro de agua por cada 25 kilos de peso) y agrega gotas de limón.
- Recuerda que los jugos se hacen en extractor y los licuados en licuadora.

Enfermedad de Parkinson

Se caracteriza por manifestar inestabilidad en la postura y temblor corporal. Es una enfermedad neurodegenerativa causada por la disminución de células nerviosas que producen dopamina. Cuando se trata con algunas medicinas, pueden aparecer ciertos comportamientos o efectos secundarios, como náusea, somnolencia, pérdida de peso, psicosis, alucinaciones, euforia y adicciones patológicas, como las compras, pornografía y apuestas. Tener suficiente vitamina D, omega-3 e incluir cúrcuma en tu alimentación te ayudará a mejorar y prevenir la enfermedad de Parkinson.

Te recomiendo que:

- Consumas habas, son precursoras de la dopamina.
- Tengas bajo control tus niveles de magnesio y hierro.
- Tomes el sol 15 minutos al día para elevar tu nivel de vitamina D.
- Actives tu cuerpo con ejercicio diariamente.
- Aumentes tu consumo de antioxidantes frescos, como frutas y verduras, para elevar enzimas.
- Tomes leche de semillas de girasol (activadas).
- Comas linaza para evitar el estreñimiento.
- Bebas un litro de agua tibia por cada 25 kilogramos de peso con cinco a ocho gotas de limón.
- No consumas carne roja.
- No tengas contacto con pesticidas.
- No tomes leche pasteurizada ni lácteos.
- No consumas aspartame ni azúcar refinada o artificial.
- No bebas alcohol.
- Evita la comida frita.
- No comas margarina.
- Evita desodorantes que contengan aluminio.
- Evita los antiácidos.

Licuado antioxidante eP/enfermedad de Parkinson

Ingredientes

- Media taza de jugo de naranja.
- Una taza de frambuesas.
- Media taza de fresas o moras.
- Una taza de agua.
- Media cucharadita de cúrcuma.

Preparación

Licúa todos los ingredientes y listo.

Fibromialgia

Es un trastorno que causa dolores musculares en todo el cuerpo, rigidez por la mañana, insomnio, hormigueo en manos y pies, cansancio y dolor, y normalmente aparece cuando la persona tiene estrés o experiencias traumáticas.

Para ayudar con esto te recomiendo:

- Consumir nueces y semillas, vegetales ricos en antioxidantes, proteína vegetal y frutas bajas en azúcar.
- Hacer ejercicio diario, activarte; no tienes que ser un atleta.
- Eliminar el azúcar, productos artificiales, alimentos fritos, lácteos, harina refinada, sal, cafeína, gluten y carne de puerco.

Jugo para activar y desinflamar

Ingredientes

- Un cuarto de taza de jugo de apio.
- Un cuarto de taza de jugo de pepino.
- Dos centímetros de jengibre.
- Un bulbo de hinojo.
- Un betabel pequeño.
- Medio aguacate.
- Media cucharadita de cúrcuma.

Preparación

Todo va al extractor; cuando esté listo lo pasas a la licuadora y se agregan el aguacate y la cúrcuma.

Migraña

Es un dolor de cabeza intenso con varios grados. Puede ser de un lado o de ambos, provoca náusea, vómito e intolerancia a la luz. Normalmente las personas la sufren una o dos veces al mes, algunas cada semana. Todo esto va relacionado con lo que comen y beben.

Para empezar, te recomiendo solamente beber agua pura, fresca y tibia con gotas de limón; es indispensable que sea un litro por cada 25 kilos de peso; esto te ayudará como no imaginas y es muy sencillo. Sí, leíste bien: sólo agua; no café, no refrescos, no alcohol.

Sobre la comida, es muy fácil, únicamente lo que nos da la naturaleza en el campo; no lácteos, no embutidos, no carne roja, no aspartame, no harinas.

La mayoría de la gente que se queja de tener estos dolores espantosos no hace caso con la alimentación, prefiere vivir el episodio que dejar de comer lo que "les gusta". Tú sabrás hasta qué punto puedes hacer a un lado esto y disminuir el dolor, o terminar para siempre con la situación.

Te recomiendo que cuando tengas migraña, hagas lo siguiente:

- Toma dos cucharadas pequeñas de pimienta cayena en un vaso de agua; esto ayudará a liberar las endorfinas y te sentirás mejor.
- Da un masaje a tus oídos y a los lóbulos de tu oreja.
- Usa una toalla fría detrás del cuello o en la frente.
- Definitivamente debes comer tantas frutas y verduras frescas como puedas.
- Combina bien tus alimentos.
- Incluye aceite de pescado, podrías comer salmón dos o tres veces a la semana para regular la sangre en el cerebro.

Migraña out

Ingredientes

- Dos tallos de apio.
- Dos centímetros de jengibre.
- Dos cucharadas de romero fresco.
- Diez gotas de aceite esencial de manzanilla.
- Media cucharada de pimienta cayene.
- Un cuarto de taza de jugo de perejil.
- Media taza de jugo de zanahoria.
- Media taza de jugo de betabel.

Preparación

Todos los vegetales van al extractor, después licúas los jugos con el romero, la manzanilla y la pimienta cayene.

Artritis reumatoide

Es una de las enfermedades inflamatorias más comunes y se destaca por la presencia de anticuerpos en la sangre, lo cual afecta a todo el cuerpo. Algunos de sus síntomas son: pérdida de peso, fatiga, fiebre, dolor e inflamación en los tobillos, dedos, rodillas y hombros por las mañanas, mala circulación y manos y pies fríos.

Lo más recomendable es que en tu alimentación incluyas alcachofa, cebolla, coliflor, apio, repollo o col, betabel, espárrago, zanahoria, brócoli, manzana, papaya, uva, mango y cereza, así como cúrcuma, romero, jengibre (te ayudará a estimular la circulación), ajo, germinado de alfalfa, alga *dulse*, kelp, aceite de oliva extra virgen, aceite de coco, aceite de pescado (los aceites son antiinflamatorios), semillas de linaza, de calabaza y de girasol, legumbres en general y almendras.

Los tés de limón, manzanilla o menta te ayudarán a fortalecer tu sistema digestivo y a lograr la mejor absorción de los nutrientes.

Si tu salud está comprometida, trata de beber mínimo ocho a 10 vasos de agua grandes, te ayudará muchísimo a disminuir las toxinas de tu organismo, definitivamente bájale al máximo a los alimentos refinados, sal y alimentos salados, espinaca, ciruela, frutas ácidas, café y refrescos.

Y los que no puedes ni ver son chocolate, trigo, cacahuate, huevo, pimiento, berenjena, papa, tomate, comida chatarra, carne roja, de puerco, de cordero, alimentos procesados, margarina, crustáceos (por su ácido úrico), azúcar y edulcorantes artificiales, cítricos (te pueden causar alergia), tampoco la comida con vinagre, como los pepinillos o chiles jalapeños, y el alcohol. Las leches deben ser preparadas en casa.

Si quieres ver una mejoría, deberías intentarlo, la decisión es absolutamente tuya.

Licuado para desinflamar y tener más movilidad

Ingredientes

- Media taza de leche de girasol o calabaza.
- Dos cucharadas de linaza.
- Un cuarto de taza de germen de alfalfa.
- Una cucharada de aceite de hemp.
- Media taza de jugo de piña.
- Una taza de piña en trozos.
- Medio durazno.
- Medio plátano en rebanadas.
- Una pizca de cúrcuma.
- Puedes agregar media taza de hielo.

Preparación

Licúa todos los ingredientes de baja a alta velocidad y ¡Listo!

Licuado de plátano

Ingredientes

- Una taza de leche de almendras (preparada en casa).
- Medio dátil previamente remojado.
- Un plátano en trozos (congelado opcional).

Preparación

La leche de almendras y el dátil se licúan y después licúa el plátano.

Jugo fuera dolor / antioxidante total

Ingredientes

- Los granos de tres granadas medianas.
- Dos tallos de apio.

Preparación

Todo va al extractor, NO a la licuadora.

Libido

El deseo sexual va relacionado con el estilo de vida de cada persona, los que fuman o beben pueden tener problemas de disfunción eréctil en etapas prematuras o tener relaciones no tan satisfactorias. Dormir bien, beber agua y comer sano claro que ayuda, y hacer algo de ejercicio es indispensable si quieres tener y disfrutar la actividad sexual en todas las etapas de tu vida.

La idea aquí es que tu alimentación sea compuesta por vitaminas y minerales, que sean naturales tu deseo y tu potencia, que no se apoyen en pastillitas que a la larga pueden traer complicaciones y dormir para siempre tu actividad sexual.

Los antioxidantes y los aceites esenciales serán indispensables en tu alimentación. Si eres una persona muy estresada, relájate con aceite de limón o de menta. Bájale al consumo de carne roja lo más que puedas o elimínala, igual que al alcohol, café, lácteos y embutidos.

Jugo para la libido

Ingredientes

- Un cuarto de taza de jugo de granada.
- Un cuarto de taza de jugo de moras azules.
- Un cuarto de taza de jugo de frambuesas.
- Un cuarto de taza de jugo de arándanos.
- Un cuarto de taza de jugo de betabel.
- Medio aguacate.
- Una taza de açai berries.
- Una cucharada de jugo de limón.

Preparación

Todos los ingredientes van al extractor, después licúan y se agrega la taza de açai berries, el jugo de limón y el aguacate.

LOTS
— of —
LOVE

Capítulo 15

Mis secretos

¿Quieres quemar la grasa que está de más?,
¿tener una cintura como nunca?,
¿desinflamarte completamente?,
¿quieres adelgazar sin dejar de comer
y sintiéndote con toda la energía?

Lee mi último capítulo

No lo pienses mucho, sólo piensa en ti

Si ya decidiste que tu nutrición y tu salud son lo primero, debes organizar tu vida para que funcione y no batalles. Muchas veces te puedes topar con la dificultad de no tener tiempo para lograr el objetivo, pero te quiero decir que si eres lo más importante de tu vida, encontrarás la forma para hacerlo. No esperes a tener problemas graves de salud, no esperes a sentirte mal; actúa y disfruta de la vida.

Muchas personas que estamos en este asunto, hemos pasado por momentos difíciles o lo han hecho los seres que más amamos, y es cuando decides investigar qué y cómo hacer para cambiar el rumbo que se manifiesta con una enfermedad.

Hay muchas experiencias dolorosas, enfrentar las enfermedades no es nada fácil con o sin recursos económicos, darte cuenta de que el trayecto de tu vida no fue el mejor porque confiaste en que tu maravilloso organismo podría responder siempre. Recuerda que si se descompone el coche, lo mandas al taller o te compras otro; tú puedes ir al hospital y tal vez regreses mejor, o con vida, o tal vez ahí te des cuenta de que ya no podrás revertir el pasado.

Yo no creo en las casualidades, creo que si me estás leyendo es porque algún mensaje puedo compartir contigo; piensa y date valor. Inicia con amor tu nuevo estilo de vida con alimentos cada vez más nutritivos.

Te recomiendo comer por lo menos el 50 por ciento de alimentos crudos al día, los más nutritivos, y sólo come cuando tengas hambre.

Si haces por lo menos una cosa al día de todo lo que te comparto en este libro, sé qué vas a notar buenos cambios. Si al amanecer bebes un jugo 100 por ciento natural, o si incluyes aguacate diariamente y eliminas el gluten, ¿cómo te explico?, vas a ver resultados maravillosos; todo es poco a poco.

Si comiste bien y crees tener hambre, bebe agua; estar deshidratado se puede confundir con tener hambre; prueba y disfruta.

Mi ayuno mágico ¡Te vas a sorprender!

Cuando lo que quiero es estar realmente sana, adelgazar y desinflamarme, jamás dejo de comer y estar nutrida, porque el efecto sólo durará unos días y después llegara el atracón; esto es para cualquiera, es inevitable. Lo que hago es ayunar 16 horas estratégicas: desayuno a las 10 de la mañana; tomo jugo verde (sin fruta, de pepino con hojas verdes, jengibre y apio) a las 12; comida a las 14, jugo a las 16 y cena a las 18 horas. Algo importante es que mi cena es deliciosa y abundante en hortalizas, verduras con aceite de coco, semillas naturales, aguacate (si comes proteína animal, tres veces a la semana, deberá ser una porción del tamaño de una carta de póker; incluye pescado a la parrilla al final de tu cena abundante en vegetales), jugo de verduras 100 por ciento natural, agua con gotas de limón o té. Me encanta hacer sopas con aguacate y me siento más que satisfecha. Recuerda que no contamos calorías; son alimentos naturales y si quieres dos tazones de sopa, disfrútalos.

Cuando cenas bien a las 6 de la tarde y no vuelves a masticar hasta las 10 de la mañana del día siguiente, tu organismo se recupera, descansa, elimina toxinas, regenera tejidos y células; es un trabajo tan hermoso el que hace cuando le ofreces una cena tempranera y saludable. Tu abdomen amanecerá más compacto, cada vez más desinflamado y plano, tu sonrisa será de oreja a oreja, ¡literal! Ya sé lo que te preguntas: "¿y si me da hambre?, ¿qué voy a hacer hasta las 10 de la mañana del siguiente día sin masticar?". Pues si te da ansiedad, definitivamente tienes que imponer la voluntad y acostumbrar tu cuerpo a nuevos hábitos. Si te da hambre en ese horario, puedes seguir nutriendo tu organismo con otra sopa o un maravilloso jugo de verduras en tu extractor, un V8 hecho por ti, uno verde, sólo verduras, le puedes agregar algo de limón, y te aseguro que no te dará hambre; bebe un té, bebe agua. Si realmente te da hambre, no dejes de alimentarte, pero sólo con jugos 100 por ciento naturales, sin fruta, no de lata ni procesados; jugos, agua y té. De esta forma estamos asegurando que estamos nutridos y bien. La idea aquí es que al terminar de cenar no vuelvas a masticar hasta las 10 de la mañana; mientras tanto, ya sabes, todo en jugo, licuado o agua.

La mala costumbre te querrá convencer de masticar algo. Si la puedes vencer, ¡wow! Pero ojo: si te sientes débil, es porque tu cena no fue suficiente y nutritiva; siento decirte que los lácteos, pan, galletas, carne roja y refrescos no funcionan correctamente; estarás forzando y lastimando tu organismo una vez más. Por favor, no lo hagas.

O lo haces bien o mejor no lo hagas, tu vida y tu salud son lo primero, no juegues con esto. Nutrir y sanar son el principal objetivo, y esto no funciona si compras un V8 de lata en el supermercado o bebes algo con conservadores. Somos 100 por ciento naturales.

Te comparto todo lo anterior porque estoy convencida de que, si estás leyendo mi libro, quieres hacer una verdadera transformación en tu vida, y si aún no me tienes confianza porque no me conoces, estoy segura de que me la ganaré cuando compruebes lo que te digo en cada capítulo. Tú y yo somos iguales, ¡sé que lo vas a intentar! ¡Si yo pude, tú también!

Por qué no creo en las dietas

Toda la comida es bienvenida a nuestro organismo siempre y cuando sepamos lo que conviene y lo que no conviene para no abusar y crear adicciones que pueden ser difíciles de erradicar.

Está comprobado que el 95 por ciento de las personas que hacen una dieta recuperan un año después el peso que habían perdido, o incluso llegan a pesar más. La palabra *dieta* está relacionada con lo prohibido, con lo negativo; entonces, no puede tener un efecto positivo. A lo largo de estos doce años con *TransformaT* he conocido innumerables casos de pacientes que han pasado toda su vida —literalmente— haciendo dietas de todo tipo, sacrificándose y obteniendo buenos resultados en escasas ocasiones. Alguna vez alcanzan su meta por pocos meses o años; entonces llega el famoso rebote donde, si bien les va, recuperan su peso, pero en el peor de los casos lo rebasan, y todo por haber alimentado, intoxicado e hidratado mal al organismo.

Ya habíamos hablado de lo perfecto que es nuestro cuerpo, ¿por qué hacer dietas? ¡No, por favor!, eso déjalo a las malas costumbres del siglo pasado; ahora, con tantos adelantos, información en internet y con la motivante de vivir sanamente, creo que llegó la hora de valorar la vida, de vivir con calidad en todos los aspectos.

Mi abuela tiene 100 años y sólo en los últimos dos ha sufrido los achaques normales de la senectud, sigue lúcida cien por ciento, fue una mujer sana, fuerte y su alimentación no incluía comida chatarra; mi madre tiene 70 años y parece de 55, camina diariamente, baila, conduce y es activa (y tuvo cáncer.) Lo que te quiero decir es que en esta etapa que vivimos, las personas reflejan por lo menos10 años menos de su edad biológica debido a que llevan una sana alimentación, hacen ejercicio y tienen una actitud positiva.

Es indispensable que conozcas los motivos de tu sobrepeso. ¿Cuáles son los factores que influyen para que subas de peso? ¿Comes demasiado?

¿Es por el ritmo de vida, por emotividad, adicción o dependencia a algún alimento? ¿Se debe a estrés, ansiedad, depresión o falta de actividad? Si ya sabes cuál o cuáles son las causas, es muy importante que tengas confianza en ti mismo para romper con las malas costumbres. El exceso de peso siempre tiene una sobredosis de falta de autoestima, esa fragilidad te lleva a descontrolarte y, siempre, a subir de peso. No te obsesiones con la delgadez, créeme que son mejores las curvas sanas y naturales que la poca carne pegada al esqueleto; no es sano, no es agradable; imagínate las pocas defensas que tienen las personas que se obsesionan con la apariencia a tal grado que ponen en riesgo su vida al caer en la anorexia.

Ya no estamos en los noventa, cuando la base era contar calorías; no es lo de hoy porque ¿cómo se cuentan? Estoy segura de que ya sabes qué es lo ideal; una alimentación balanceada no necesita contar calorías.

Como te dije en un principio, ¡no creo en las dietas! No me gusta perder tiempo ni sacrificarme para ser feliz un momento, me gusta lo bueno, me gusta ser y estar feliz conmigo misma, me gusta disfrutar y no sentirme limitada. ¿Qué crees que es lo ideal? Lo ideal es enamorarte sanamente de la alimentación, disfrutar la comida, el placer que se vive cuando la compartes con quienes amas; lo importante es que descubras alimentos ricos en nutrientes que te satisfagan y te hagan palpar los beneficios en tu vida y en tu cuerpo en menos de lo que imaginas.

Cuando inicié tomando dos litros y medio de agua me parecía un gran reto. Peso 55 kilos y esa es la cantidad de agua ideal para mí. Finalmente ese reto se convirtió en satisfacción cuando empecé a sentirme más ligera y, lo más importante, sin constipación. Después de comprobar los maravillosos efectos, ¿qué crees?, no dejé de beber agua y dejé de beber los refrescos de cola, que eran mi perdición. Debo reconocer que si de pronto se me antoja uno, me lo tomo sin problema, sin culpa alguna, aunque también sé perfectamente que mi estómago se va a inflamar y que es probable que, ahora que como mejor que antes y que mi organismo está acostumbrado a que lo apapache, pasados unos minutos, el efecto del refresco de cola sea un poco desagradable.

Y qué decir de cuando inicié con los jugos. Seguro mi cara se retorció cuando me ofrecieron el primer jugo verde, pensé que me lo iba a terminar en una hora y cuál fue mi sorpresa: lo probé y me encantó, no se imaginan cuánto; todo tiene que ver con la actitud, con lo que queremos lograr y con el porqué de nuestro objetivo.

Yo estaba convencida de querer dejar en el pasado los malos hábitos y regenerar mis células lo antes posible para sentirme y verme mejor, y para que los kilos y centímetros de más también quedaran en la historia. En fin, antes de compartirte mis ideas sobre la alimentación y lo que te recomiendo para ver resultados, quiero decirte que cuando inicié con mi nueva alimentación quería bajar cinco kilos —pesaba 60—, y por los cambios hormonales, el metabolismo y el no saber cómo y por dónde empezar, no podía; suena a que eran pocos y pensaba bajarlos en tres o cuatro semanas; me sorprendió que sin dieta, con mis ideas bien claras y el objetivo en la mira, en 10 días bajé cinco kilos que jamás he vuelto a subir, y también que, gracias a lo que te compartiré más adelante, he podido comprobar que mis "pacientes"—así les llamo a las personas que ayudamos a cambiar de hábitos o en cirugías determinadas— bajaron entre 10 y 50 kilos entre uno y seis meses, sin hacer dieta, sin presión, sin sentirse mal. Si nosotros podemos, ¡tú también!

Lo que yo haría si fuese tú...

Tú y yo somos iguales y a la vez totalmente diferentes; pero si estás leyendo este libro es porque te interesa estar mejor, y eso es algo que tenemos en común.

Todo lo que te cuento aquí lo he aprendido a lo largo de muchos años, y no lo escribo en el orden en que lo aprendí. Experimenté "todo revuelto", volvía a iniciar de cero hasta que veía cambios, analizaba lo que pasaba, lo que vivía, lo que sentía, quién era y quién soy ahora. Y soy muy diferente a la mujer que inició hace más de 15 años con un colónico, que no tenía ni idea para qué me iba a servir; sólo sabía que como era estreñida, me ayudaría a ir al baño sin sufrir. Dejaba de comer para ver si bajaba un par de kilos, porque me iba a la playa; comía atún de lata porque era "sano" (no sabía que era todo, menos atún), bebía refrescos dietéticos y comida de dieta sin saber que los edulcorantes me intoxicaban; iba a retiros, a terapia con mi psicóloga, queriendo sanar heridas de otras épocas. Pero bueno, los años y las pruebas fueron dirigiendo el camino que hoy te quiero proponer para que no recorras rutas que sólo te quitarán tiempo, esfuerzo y dinero.

Todos tenemos problemas emocionales en mayor y menor grado, que nos hacen infelices, ya sea con nuestros padres, hijos, hermanos, amigos, trabajo o pareja; no estamos exentos, si no es una cosa es otra; sin embargo, está en nosotros darle o quitarle ese valor de importancia. Pero ahí te va, cuando lo que comemos es tóxico, como ya te he platicado a lo largo del libro, esas toxinas nos hacen ser una persona que no queremos ser, nos ponen tristes, de mal humor, nos provocan estrés, obesidad y le ponemos más atención a lo que verdaderamente *no* importa.

Aunque opines que estoy loca, siento decirte que no lo estoy; quiero que pruebes comer sanamente, quitar todo lo que ya te dije que quites, y compruebes por ti mismo lo que pasa. No cambiarás de la noche a la mañana, pero si comes saludablemente dos semanas verás que todo lo que traes cargando será más ligero. Es tan hermosa la energía que nos dan los vegetales y la comida natural; es energía vital y cambia tu espacio. Intenta hacer cosas diferentes para obtener resultados distintos; te doy mi palabra, vas a comprobar cómo mejora lo que te preocupaba, lo que te detenía. Para empezar, a los pocos días te sientes feliz; es inevitable, estás de mejor humor.

- Entonces, lo primero que yo haría sería comer lo más sano posible, tiraría todas las latas y botes de comida procesada, no compraría ya embutidos y poco a poco iría transformando el contenido de mi alacena y mi refrigerador.
- Después de empezar a comer mejor, definitivamente iría a hacerme una hidroterapia de colon o tres días de enemas para limpiar muy bien mi intestino, sacar las toxinas y recibir de manera correcta los nutrientes.
- Seguiría los básicos de Rebecca Solano para ayudarme a estar mejor. Compraría el mejor extractor que pueda según mi presupuesto. Bebería dos litros de jugos verdes al día, en la mañana, con media manzana, y después del medio día, sin fruta.
- Agregaría a mi alimentación dos tazas de germinados diariamente. Incluiría los fermentados en mis comidas, para tener más enzimas, antioxidantes y mejorar mi digestión.
- Cenaría la sopa poderosa a las seis de la tarde.
- Haría el ayuno para regenerar células, tejidos, desinflamarme, nutrirme y adelgazar.
- Bebería al día un litro de agua con gotas de limón por cada 25 kilos de peso.
- Caminaría mínimo cinco kilómetros cada tercer día, o me movería según mis posibilidades actuales.
- Agradecería todo lo que me da la vida con conciencia.

- Y escribiría un mail a comovas@rebeccasolano.com, para que me platiques cómo te va.
- Te aseguro que si tienes diabetes, hipertensión, migraña o estreñimiento, en muy poco tiempo verás cambios muy buenos, y que si tu salud está más comprometida, poco a poco irás mejorando.
- Si padeces cáncer, enfermedades degenerativas o estás recuperándote de alguna otra, no agotes tu sistema digestivo con "alimentos" que no son naturales; tu organismo no necesita invertir energía en productos que vienen en lata, jugos artificiales, carne ni pan; todo eso tardará muchas horas en digerirse, porque no es natural. Mejor toma una sopa poderosa, alta en nutrientes y enzimas que tardará máximo dos horas en hacer la digestión, te hará sentir con más energía y tus células y tejidos se irán regenerando.

Hasta pronto

Bien valdría la pena que siguieras por tres meses este tipo de alimentación, que pruebes y aprendas recetas saludables. Te vas a acostumbrar a pensar primero en ti, a sentirte y verte como te gusta: contenta, fresca, ligera, desinflamada y, bueno... podrás comer grasas, carbohidratos, lácteos, refrescos, , embutidos o chatarra por placer, tomar alcohol y fumar, y de inmediato sentirás los efectos secundarios que han provocado en ti toda la vida y que ya eran tan comunes, como inflamación, dolor de estómago, diarrea, estreñimiento, mal humor, ansiedad e incomodidad. Entonces, no se trata de que los elimines al 100 por ciento de tu vida, pero te aseguro que será más difícil que los incluyas; lo pensarás tres, cuatro o cinco veces antes. Todo se vale, sólo que cuando somos conscientes, sabemos cuándo, cómo y a qué hora del día.

Te mando un abrazo fuerte, deseo que algo de lo que te comparto pueda ser útil para ti y para los que amas...

¡Vive y transfórmate!

LOTS
— of —
LOVE

Y ya para terminar...

De Monterrey a NYC

Querida Rebecca

Te escribo sentada frente al espejo, hoy no me da vergüenza mi reflejo ni me trato de esconder detrás de la sombra. Precisamente hoy, hace un año, la vida me tenía preparado un regalo maravilloso: Encontrarte a ti para encontrarme a mí misma. Fue un día lluvioso el que marcó el primer paso hacia mi redescubrimiento. A pesar de que yo llegué a *TransformaT* en busca de una cirugía, mi destino iba más allá de eso.

A través de este año increíble, he aprendido que no hay transformación más real que la que se inicia desde el alma, desde ahí donde se generan las ganas de vivir una vida llena de pasiones; ser parte de *TransformaT, cuerpo-mente-espíritu*, me costó la voluntad misma, esa lucha diaria por ser siempre mejor que ayer sigue siendo muy intensa, realmente una debe estar convencida de querer retomar las riendas de su vida para poder lograrlo, tentaciones hay miles. Gracias Rebecca por creer en mí y en mi historia, gracias por brindarme la oportunidad de tener a personas tan maravillosas en mi vida como Celina y Katiana; bien dicen que la fórmula para crecer es rodearte de las mejores personas, de aquellas de las que puedas aprender algo. Yo sigo aprendiendo de ustedes, siempre.

En esta noche, siento que estoy en el punto de mi vida donde ya me puedo dar el lujo de ¡ser feliz!, hace un año era impensable lo que encontraría en mi camino, pero hoy es una realidad. No cabe duda que en el momento que decidí amarme, abrazarme y perdonarme, todo cambió, así ¡sin magia ni trucos! No sólo ha sido mi peso, ha sido todo a mi alrededor, han llegado a mi vida oportunidades maravillosas y gente excepcional.

Quiero que sepas que en mí ha germinado la semilla de *TransformaT*, hoy corro libre por la vida y cada noche antes de dormir doy gracias al cielo por esta segunda oportunidad de vida, una vida donde todo el sufrimiento ha quedado atrás y donde la esperanza es lo que ilumina mi camino. Despertar cada día, abrir los ojos y sentirme viva, es el sentimiento más intenso y real que me llevo de ti y de tu equipo.

Esta guerrera indomable ha resurgido. Gracias Rebecca por convertir tu sueño en realidad para que se hiciera realidad el mío; gracias por tus palabras, tus risas, tus regaños, tus detalles. Todo está grabado en el fondo de mi corazón. El tenerte en mi vida no fue una casualidad, fue el tiempo perfecto para encontrarnos, para encontrarme. Te cruzaste en mi camino y cambiaste mi dirección.

Gracias *TransformaT* por ser la ventana que se abrió cuando todas las puertas se me cerraron.

ERIKA SÁNCHEZ | octubre, 2013

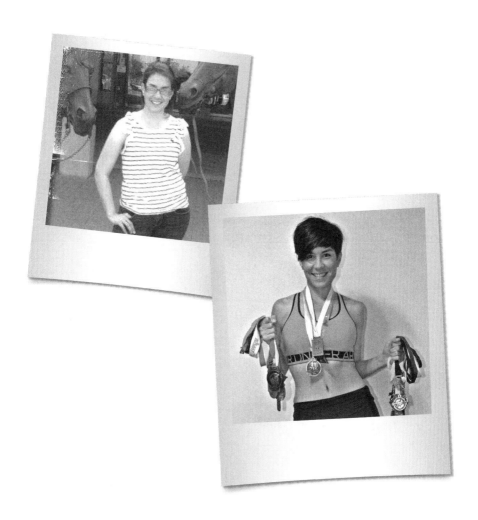

*Al concluir la temporada de TransformaT había bajado 14 kilos (de 68 a 54)
y me apasioné por correr. Derivado de mi esfuerzo y motivación,
fui ganando primeros lugares en carreras de 5 y 10 kilómetros,
e incluso corrí mi primer medio maratón en menos de dos horas; a la fecha
he acumulado un poco más de 25 medallas y algunos trofeos.
Gracias, Rebecca, por haberme dado la oportunidad de darle un giro completo a
mi vida, hoy me siento más viva que nunca. No cabe duda que cuando encuentras
el equilibrio entre mente, cuerpo y espíritu, la vida fluye y te recompensa.*

Erika

LOTS
— of —
LOVE

¡Gracias, gracias, gracias!

Elia

Estimada Rebecca, es usted un señorón. La admiro mucho, poco a poco estoy modificando mis hábitos alimenticios. Gracias por sus consejos. Yo veo los programas en repetición… y hoy me encantó su comentario: ser una abuela sana…

Dios la bendiga siempre, siempre.
Un millón de gracias por compartir
Rebecca Solano

Jaki

Hola, buenos días, sólo quería decirte que soy tu fan y que con tus consejos he podido mejorar mi vida, tienes un excelente programa y también te quería decir que si me puedes pasar por favor la receta de cómo hacer leche de ajonjolí.

Saludos y gracias por tu atención
Rebecca Solano

Elsa

¿Sabes? Estoy fascinada con tu programa, he cambiado mucho mi alimentación, ¡soy tu fan número!

> Gracias Elsa, te felicito
> Rebecca Solano

Gracias por contestar y darme muy buenas sugerencias.

> Y muchas gracias por decírmelo, te mando abrazo.
> Rebecca Solano

Y a ti también por tu programa.

> ¡Gracias!
> Rebecca Solano

Rozhalía

Hola, buenos días. Me encantan sus consejos y estoy empezando a estudiar nutrición, apenas entraré en tercer tetra. Gracias por sus programas, me animan a seguir adelante para ayudar a la gente. Estaba leyendo lo del aloe vera, hace una semana me dio fuerte dolor de estómago y llegué hasta urgencias porque traía dolor y vómito, y me dijeron es por los gases y no por ir seguido al baño, sufro de estreñimiento, ¿puedo hacer licuado de papaya y echarle directamente la pulpa de aloe o cómo la puedo usar?

Hola, aloe vera en la noche y al despertar y listo. Siempre, diario. Yo creo que una hidroterapia de colon te ayudaría. También dos cucharadas de linaza en medio vaso de agua con medio vaso de jugo de betabel más un litro de agua tibia después y todas las mañanas un litro de agua caliente, lo que puedas aguantar en ayunas, siempre beberla.

muchas gracias. Dios la bendiga
Rebecca Solano

Teté

Hola Rebecca, yo vivo en Guaymas y estoy muy contenta de que existan personas como tú porque he aprendido mucho. Quiero pedir tu ayuda en especial, padezco fibromialgia, hay momentos que deseo no vivir pero al escuchar tus palabras me has hecho reflexionar. Hace poco vi el programa donde dijeron que la felicidad uno mismo la hace, que debemos querernos y sí me llegaron mucho esas palabras, eso de no vivir es cuando tengo las crisis de fibromialgia y más cuando la misma familia no lo entiende a uno. Se me entumen mucho los brazos y cuando no me duele una cosa me duele la otra. Te quiero pedir ayuda para esta enfermedad, que pudieras aconsejarme en lo personal, te estaré agradecida mucho, eres una persona muy linda por lo que haces en la tele te admiro mucho. Pido a Dios te siga bendiciendo y nos sigas ayudando a tanta gente que te necesitamos, muchas gracias.

Hola Teté, gracias por tu confianza. Primero que nada empieza por valorarte, trabaja en tu autoestima y el perdón, trata de meditar. El estrés causado por esto perjudica nuestra salud, nada es tan importante como nosotras, ¿ok? Tienes que beber agua con gotas de limón diario, un litro por cada 25 kilos de peso, bebe leche dorada, está en mi página, se hace con cúrcuma, inclúyela diariamente. Un *shot* de jengibre todas las mañanas y jugos verdes sin fruta. Respira profundo todo el día. Escribe post-it que digan "respira profundo" y pégalos en tu espejo, refri, clóset, baño, buró, coche, en todos lados, ponlo en la foto de tu teléfono. Respirar te oxigenará y tus ataques de pánico o ansiedad disminuirán.

Lost of love. Rebecca

Marina

La alegría me la devolviste tú, gracias a tus consejos recuperé mi salud y el amor y la abundancia me los dio mi dios bendito. Bendecido domingo para ti hermosa.

Rocío

Hola Rebe, sólo quiero decirte que me da mucho gusto que estés súper bien. Yo creo que ayudaste a mucha gente a cambiar su vida. Un abrazo.

Emme

Rebecca, buen día. No dejaré de insistir contigo porque entre más veo tu programa más me apasiono. Quiero aprender a hacer los germinados y quiero saber hacer la sopa de hoy pero no aprendí, fue tan rápido. Dime por favor por donde empezar, adónde voy para saber y aprender más, ¿qué leo? La primera vez que fuiste a las *Netas* algo comentaste… Dime hermosa por donde empezar a conocer más. Abrazos y bendiciones, me encanta lo que haces.

Olga

Hola Rebecca, me encanta tu programa, cada día hago más conciencia de mi alimentación y he comprendido que tengo que darme tiempo para preparar mi comida, lo bueno es que me encantan las verduras. Muchas gracias por tu programa.

María Elena

Hola Rebecca, recibe un gran saludo, me encanta tu programa, muy buena información de tanta comida saludable y tips. Gracias, gracias.

Alicia

Hola Rebecca. Me encanta tu programa y te admiro por ser la persona que comparte todos sus conocimientos y estilo de vida y alimentación.

Ciro

Es un excelente programa, muchas gracias por tantos consejos y Dios te bendiga siempre.

Luz Azucena

Te quiero agradecer por ayudarme a cambiar mi vida. Tengo hígado graso, obesidad, hipertensión y lo más triste…dos angelitos. Pero te encontré y estoy cambiando mi estilo de vida, gracias por ser parte de esto.

Martha

Me encanta tu programa, felicidades, ojalá y todas las personas podamos lograr cambiar aunque sea un poco nuestros hábitos alimenticios y poder ver resultados que se reflejen en nuestro bienestar.

Darai

Hola, mil gracias, conocerte me hizo darme cuenta que estaba perdida, hoy deseo cambiar mi vida, me inspiras. Gracias.

Sol

Grax, de verdad, grax, no tienes una idea de cómo has cambiado mi vida; hoy en día practico crossfit y trato de tener mejor alimentación y de esta manera también llevarlo a mi familia. Estoy muy feliz y te lo quiero compartir: el pasado sábado competí por primera vez en una carrera spartan y ¡lo logré!

Hace un año yo pesaba 80 kilos desde mi último embarazo; hoy en día peso 65 kilos, tengo a mi bebé de 9 meses y grax a tus consejos mi piel, mi humor y todo en mi vida a comenzado a fluir con paz y alegría.

Mery

Soy de Guatemala, me gusta mucho tu programa y he puesto en práctica todos tus consejos ya ahora tengo mejor salud. Gracias.

Mónica

Hola, buenas tardes. Gracias por tus consejos, estoy aprendiendo acerca de la macrobiótica y tu programa me está ayudando mucho.

Súper, ¡bienvenida!
Rebecca Solano

Esto es un mundo maravilloso y me siento feliz de haberlo encontrado y haberte encontrado a ti.

Hilda

Hola, de pura casualidad vi el canal Unicable y vi cómo hacer un ceviche de jícama, se ve delicioso, yo estoy empezando a dejar las proteínas animales, sólo como pescado por los omegas, pero bueno, sólo para felicitarte grandiosa, me hiciste el día y esa sopa de apio con manzana, gracias. Millones de bendiciones.

Gracias a ti, disfruta tu nueva alimentación.
Besos, Rebecca Solano

Preguntas que siempre me hacen

¿Así comes siempre?

Sí, casi siempre, me encanta comer así, es el estilo de vida que más me ha gustado tener; es fácil, delicioso, no me quita tiempo, me mantiene con energía vital y no me enfermo.

¿Cómo manejas esto con una vida social activa?

Afortunadamente, esta alimentación es muy fácil de aplicar; si te gusta e investigas, podrás hacerte jugos o licuados con alto valor nutricional y no te quedarán ganas de comer o beber algo más. Te tiene feliz, no te inflamas y estás a gusto. Pero si tengo un evento, trato de comer lo más sano que tengan, y si tengo hambre y no hay nada natural, como un poco de lo que hay para no hacer sentir mal al anfitrión, aunque busco la mayor calidad posible. No consumo pan con gluten, nada frito ni postres, y trato de ver si hay tomates, espárragos, lechugas y, finalmente, pescado. Siempre hay alguna opción para mí. Algo que te recomiendo es traer contigo unas almendras activadas para que, si pasa esto, no te descompenses y sigas normal;

tienen un alto nivel de nutrientes, antioxidantes y grasa buena, de modo que la pasarás muy lindo.

No nos debe dar pena nuestro estilo de vida; no es una moda, es una decisión. La gente cada día está más informada sobre este tema, todos queremos estar saludables, felices y sin sobrepeso.

¿Cuántas calorías son correctas con esta alimentación?

Yo nunca cuento las calorías, se me hace del pasado. Alimentarte de la naturaleza es lo mejor, no tienes límite ni nada prohibido, así que sólo es combinar bien y disfrutar.

¿Es muy caro comer así?, ¿cómo le hago?

Esta pregunta, y a la vez aseveración, es diario; si hacemos una lista de todo lo que compras, viviendo sola o con tu familia, de alimentos procesados creyendo que son saludables y que contienen azúcar, gluten, etc., te aseguro que te darás cuenta de que es mucho más alto el costo que si vas al mercado a comprar frutas, legumbres, vegetales, semillas y nueces.

Aquí lo que tiene que ver mucho es el amor que se involucra en todo: en cocinarte para ti y los tuyos, en brindar un espacio en tu agenda para hacerlo y guardar la comida en el refrigerador para hacerlo sencillo durante la semana.

Yo, por ejemplo, trato de cocinar los domingos en la tarde-noche, hago suficiente cantidad de quinoa, corto mis vegetales, remojo mis nueces y semillas, y me voy organizando. La leche la hago en el momento; no invierto mucho tiempo, porque ya tengo mis nueces remojadas.

Ahora, siempre que comes alimentos procesados, hay una sensibilidad estomacal, compras antiácidos, pastillas para el dolor de cabeza y la gastritis, retienes líquidos, en fin, sin agregar la visita al doctor o el mal humor. Lo que te quiero decir con esto, es que vale la pena que lo intentes, por tu salud y por disfrutar la vida como debe ser.

¿Se puede beber alcohol?

El alcohol no está dentro de este esquema justo porque no deberíamos consumirlo, pero entiendo perfecto que podemos disfrutar de un buen vino, tequila, vodka o una cervecita. Todo con moderación es correcto, no hay prohibición; tú vas a comprobar cómo te sientes si eliminas algo de lo que no te recomiendo; y si lo consumes, trata de que sea menos de lo que consumías.

¿Tengo que seguir al pie de la letra tus consejos?

No; cada quien tiene sus tiempos y su poder de decisión; con lo que hagas, te sentirás mejor. Te sugiero hacer algo cada semana y así sucesivamente.

¿Es mejor la proteína vegetal que la animal?

No recomiendo comer proteína animal diariamente; procura evitar la carne roja, contiene muchas toxinas que no queremos. No es que sea mejor la vegetal, es que la asimilamos más rápido y contiene todos los beneficios. Si quieres proteína animal, te recomiendo pescados blancos y con omega-3. A medida que te alimentes naturalmente, se te quitarán los antojos; lo que quiero decir es que puedes tener tus niveles de proteína completos consumiendo vegetales vivos o con poca cocción.

Y cuando viajas ¿cómo le haces?

Muy fácil, me llevo casi siempre un aparato para hacer mis *smoothies*; no hago jugos porque es más complicado, pero sí *smoothies* deliciosos y sopas frías. Siempre habrá algún mercado o tienda donde pueda comprar. Yo llevo conmigo superalimentos como maca, lúcuma, espirulina, chlorella, pasto de trigo, hemp y cacao. Normalmente lo pongo en bolsas herméticas. Agrego esto a la leche; lo único que tengo que comprar es alguna fruta y listo.

¿Qué suplementos recomiendas?

Cada superalimento tiene sus propiedades, los que más consumo son chlorella, espirulina, pasto de trigo, maca, hemp, cacao, pimienta cayene y cúrcuma.

¿Puedo subir o bajar de peso con esta alimentación?

En el momento en que te desintoxicas, esta alimentación te conducirá al equilibrio; si necesitas subir o bajar de peso, recibirás todos los nutrientes de los alimentos que requiere tu organismo.

¿Cada cuánto tiempo recomiendas hacer enemas?

Cada cuándo realizar los enemas es algo personal, cada quien sabe cómo funciona su colon; si evacuas una vez al día o tres veces a la semana, tu colon tiene materia fecal de mucho tiempo, probablemente de años, si vas dos veces al día y te sientes inflamada y que no haces lo suficiente o tu excremento es como una viborita, delgado, duro o aguado, si no tiene una forma definida larga y de un grosor como de una pulgada y media, yo te recomendaría que lo hicieras diario en las mañanas, por lo menos dos o tres enemas durante tres o seis meses, para ir limpiando.

¿Se elimina la flora intestinal por hacerte enemas?

Cuando un colon trabaja a la perfección y las personas tienen una buena eliminación, pensando que si comen tres veces al día pueden evacuar tres veces también, los enemas no serían necesarios. Pero si el colon está intoxicado y sus paredes llenas de materia fecal de meses, con mucus de lácteos más todas las toxinas que causan la proteína animal y los alimentos procesados, la comida chatarra, todo esto que te menciono se queda en el colon en estado de putrefacción; es ahí donde la flora intestinal no existe. La única forma en la que puedes ayudar al colon a que tenga flora y funcione correctamente es ayudándole a eliminar todo este tóxico con enemas o colónicos, y así ir desvaneciendo todo este mugrero que tenemos pegado para que nuestra sangre y todos nuestros órganos no se sigan intoxicando y causando síntomas de enfermedades o que justo se manifiesten enfermedades degenerativas, cáncer de colon o alergias, por mencionar algunas. En el colon nacen las enfermedades y la forma para protegernos es eliminar correctamente y ayudarle a regresar a su estado natural. Los enemas ayudan a restablecer la flora de un colon enfermo y se deben hacer hasta regular las evacuaciones.

¿Qué dátiles recomiendas?

Para mí los medjool son los mejores; tienen más sabor, son más grandes, más dulces, más suaves.

¿Podemos usar los aceites esenciales con los niños?

¡Sí! Si yo hubiera tenido más conocimiento cuando mis hijos eran bebés, otra cosa hubiera sido. Los aceites ayudan para que puedan concentrarse, que no estén alterados, que tengan un sueño reparador, a fortalecer su sistema inmunológico, para que cuando tengan gripe se recuperen eficazmente. La naturaleza es muy sabia y los beneficios de los aceites se reflejan en muy poco tiempo, al llegar el aroma al sistema límbico, hace maravillas.

¿Qué suplementos usas tú y para qué?

Ning xia Red para eliminar radicales libres; ayuda a la salud del cerebro y tiene alto nivel de antioxidantes, probióticos, chlorella y enzimas para el buen funcionamiento digestivo.

¿Qué recomiendas cuando se padece estreñimiento?

Incluir Sauerkraut diariamente en tu alimentación; si no lo haces, procura que no te falten las enzimas y cápsulas de probióticos en ayunas. Incluye más licuados por su fibra y jugos verdes, y siempre bebe agua.

¿Qué nos intoxica además de la comida que no es natural?

Los esmaltes de uñas, tintes para el pelo y maquillajes. La comida enlatada tiene aluminio, los empaques que contengan algo de aluminio y ¡ojo!, cocinar con papel aluminio es muy dañino. Los empastes dentales con mercurio y la contaminación, entre otros; sin embargo, todo esto puede disminuir consumiendo chlorella por la noche y por la mañana para ayudar al hígado a desinitoxicarse.

¿Cuánto tiempo debo de beber jugos verdes o suplementos?

Siempre hay que cuidar la alimentación y según como la cuides puedes disminuir o aumentar tus suplementos como los superalimentos, las enzimas y los probióticos. El jugo verde yo no lo dejaría nunca, siempre que puedas hazlo, nunca está de más.

¿Qué son los antioxidantes?

Nos los proporcionan los alimentos naturales. En la medida en que consumas sanamente e incluyas más vegetales verdes, frutas y semillas activadas podrás obtener más antioxidantes para mantener tanto tus células como tu sangre de buena calidad. Si queremos mejorar, sanar o prevenir enfermedades, lo ideal es consumir alimentos ricos en antioxidantes y apoyarnos con suplementos de calidad, para mí es indispensable el Ning xia Red, he visto resultados maravillosos en casos muy difíciles.

LOTS
— of —
LOVE

Bibliografía

Balach, James. F., *Los súper antioxidantes*, 2ª ed., Barcelona, Sirio, 2004, 302 pp.

Coates, Wayne, *Chia. The Complete Guide to the Ultimate Superfood,* Toronto, Sterling Publishing, 2012, 190 pp.

Colbert, Don, *Buena salud a través de la desintoxicación y el ayuno*, Casa Creación, 2006, 186 pp.

Fife, Bruce, *Oil Pulling*, Málaga, Sirio, 2008, 278 pp.

_____, *The Cocunut Oil Miracle*, Avery, 2004, 239 pp.

Hay, Louise L., *Tú puedes sanar tu vida,* 60ª ed., México, Diana, 2013, 223 pp.

Massey, Alejandra y Anita Bean, *Los superalimentos que curan*, Barcelona, Ediciones Robinbook, 2006, p. 234.

McKeith, Gillian, *You Are What You Eat*, Penguin Books, 2006, 234 pp.

Morton, Walker y Charlotte Gerson, *La terapia Gerson*, 2ª ed., Barcelona, Ediciones Obelisco, 2012, 519 pp.

Perlmutter, David y Kristin Loberg, *Cerebro de pan*, México, Grijalbo, 2014, 382 pp.

Pratt, Steven y Katty Matthews, *Superaliementos*, William Morrow / Harper Collins Publishers, 2007, 363 pp.

Shinya, Hiromi, *La enzima prodigiosa*, México, Alamah, Medicina Alternativa, 2008, 223 pp.

Stevens, Neil, *Wheatgrass*, Málaga, Sirio, s/f, 77 pp.

Vilanova, Carlos de, *Guía para limpiar hígado, vesícula y riñones*, Málaga, Sirio, 2010, 109 pp.

Wigmore, Ann, *The Wheatgrass Book*, Ann Wigmore and the Hipocrates Health Institute 1985, 126 pp.

_____, *Rebuild your Health /Living Foods Lifestyle*, 3ª ed., Ann Wigmore Foundation, 2012, 111 pp.

_____, *Restaure su salud*, Daniel Foster (ed.) Aguadilla, 1991, 126 pp.

Wolfe, David, *Superfoods*, Berkeley, North Atlantic Books, 2009, 342 pp.

LOTS
— of —
LOVE

Rebecca Solano
Ayundando a sanar el alma

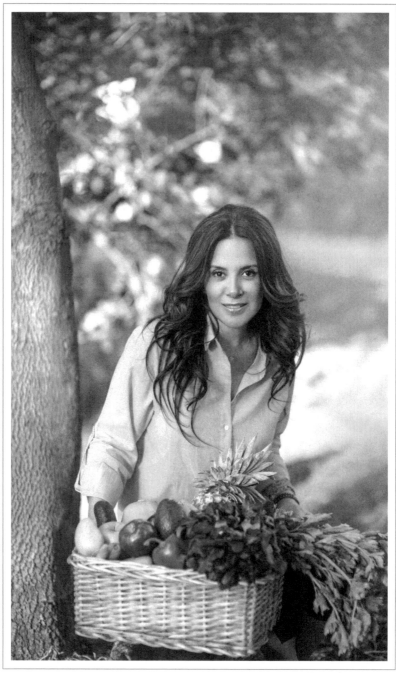

Fotografía: Vanesa Muñoz

Rebecca Solano estudió la licenciatura en Mercadotecnia y Diseño de Modas; es productora de televisión y está certificada como *coach* en Natural Health & Living Food, por Ann Wigmore Institute, en Puerto Rico, así como en comida cruda por The Raw Food Institute, en Simsbury, Connecticut y constantemente se está actualizando en temas como horticultura, cocina con conciencia, salud y equilibrio, entre otros.

Después de alcanzar varias metas, se detiene y hace un balance, reconociendo que el área que más le apasiona es transmitir información sobre buenos hábitos y cómo mantenerse saludable. Esto la llevó a investigar sobre la obesidad, el sobrepeso físico y el sobrepeso emocional y las enfermedades que éstos generan; la falta de autoestima, las enfermedades del sistema digestivo por mala alimentación, deficiente masticación y problemas maxilofaciales.

Es fundadora de Petrarosa Productions que, entre otras producciones, tiene *Vive en equilibrio* y *TransformaT,* primer *reality* en Latinoamérica que ayudó a cientos de personas a quererse y valorarse, y por ende a mejorar su vida, en muchos de los casos recurriendo a cirugías bariátricas, plásticas, reconstructivas y maxilofaciales.

Actualmente produce y es presentadora de *Vive en equilibrio*, programa que transmite Televisa Networks a través del su canal Unicable, y que creó para que el movimiento saludable llegue a más personas y puedan cambiar poco a poco su estilo de vida para mejorar su salud, física y emocional, aprendiendo a desintoxicar y nutrir su cuerpo con alimentos naturales.

Su principal motivación es comprobar día con día que las personas mejoran radicalmente su salud y el sobrepeso físico y emocional, valorándose como seres humanos, cuando aprenden a desintoxicar y nutrir su cuerpo al cambiar sus hábitos alimenticios. De aquí surge el deseo por escribir el libro que tienes entre tus manos, con el fin de llegar a más gente y poder ayudarla a cambiar su vida.

Todo comienza con el deseo de cambiar

/Rebecca Solano

/Vive en equilibrio

@rebeccasolano

| rebeccasolano

rebeccasolano.com

comovas@rebeccasolano.com

aceiteesencialesinfo@rebeccasolano.com